木漏れ日の診察室

著
後山　尚久

洋學社

序文

エッセイ「午後の医局」(永井書店、平成二十年)を発刊してからすでに八年が過ぎました。早いものです。医者としてそれまで経験してきた日々のちょっとした事をまとめて出版してもらったことは自分にとって一つの区切りになった気がしました。それからも暇にまかせて書いていましたが、たいした量じゃないと思っていたのが、想像に反してこれがなかなかの量になっていました。

出身地のローカル新聞の年始の挨拶に書いている短いエッセイも、医師会関連雑誌や医薬系雑誌に時々投稿したり依頼されて執筆した医療エッセイも、探すといろいろ出てきました。せっかくだから、またまた性懲りもなく、ここに来て一冊の書にまとめてみたいと思い立ったのが運の尽きでした。

一冊の本のまとめるにあたって、通読しても違和感のないように、バラバラに、適当に書いた内容を加筆、削除、修正を繰り返しながら整えましたが、相当の時間を要してしまいました。いつごろ書いたものかわからないものは当時のままの文章（たとえば、〝昨年の夏に〟という記述があってもいつだったか思い出せない）にしました。

いくつかの読み切り小説的エッセイがあります。少し文章のタッチを変えるために邑田尚也という架空の医師を登場させています。「第一章　木漏れ日の診察室」に収録したものは、私の患者さんの発した一言を想像たくましくして百倍ほどのボリュームの内容にふくらませた創作と、何人もの患者さんのほんの小さなエピソードをいくつもつなぎ合わせ、ひとまとめにして、ひとりの主人公に仕上げた内容もあります。その様相はばらばらですが、一つ一つの物語がなんとかまとまるように工夫しました。病院の現場の物語はほとんど創作ですが、私の診療現場の様子がなんとなく見えてくるようなものになったかもしれません。少し長くなった項目は、物語の構想、主人公の人物像の想定など何度も書き直しながら仕上げました。ご笑読ください。

本書の内容がひとつもおもしろくなかったという落胆を読者に抱かせてしまうこと、読んでみたが時間の無駄だったという叱責を覚悟で収載していますことを、始めにお詫びしておきます。心の弱い医師が右往左往しながら医療現場で働く姿や、晴れの日も雨の日もある日々の暮らしでの小さな笑いや涙や驚きの様子を知っていただき、読者の人生の参考にしてもらえれば望外の喜びです。

二〇一七年五月　著者

目　次

第一章　木漏れ日の診察室

第三章　私をかたちづくるもの

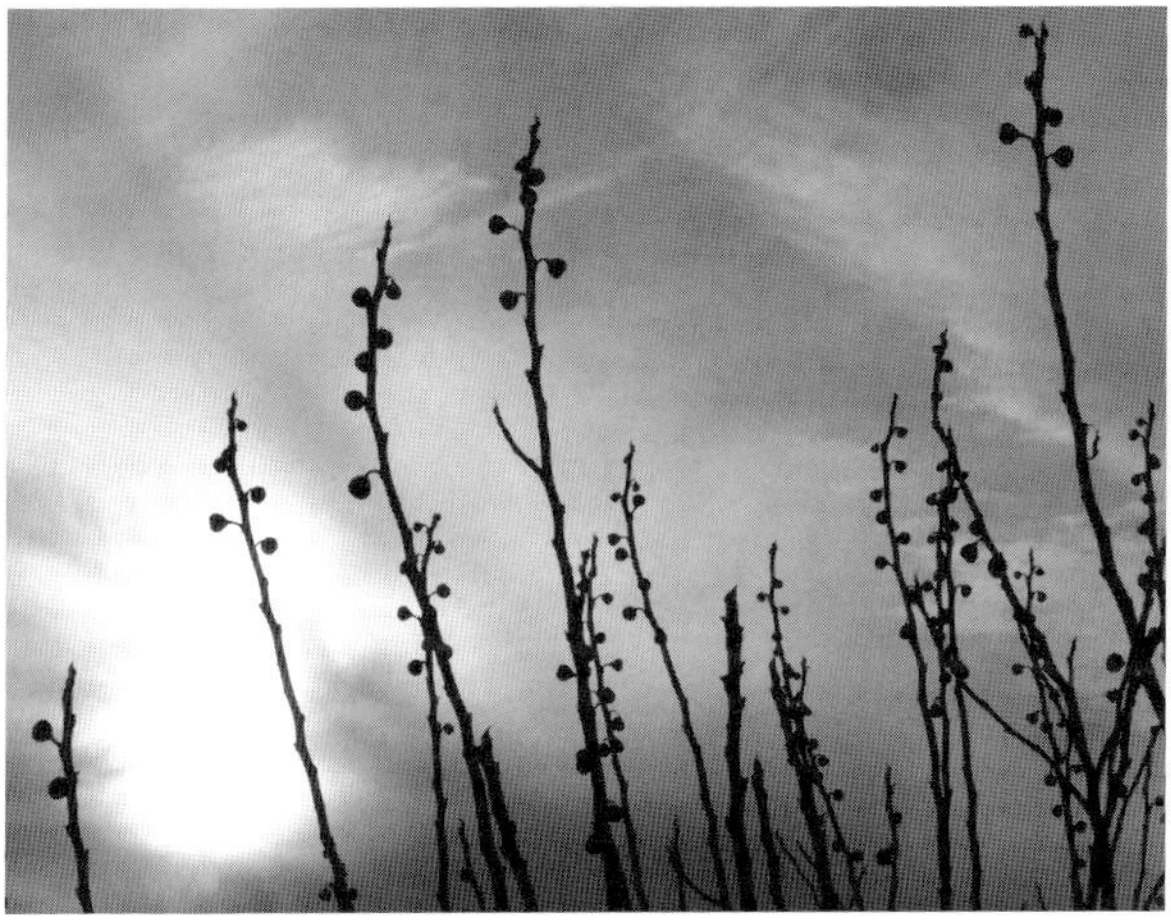

Photo by Takahisa Ushiroyama

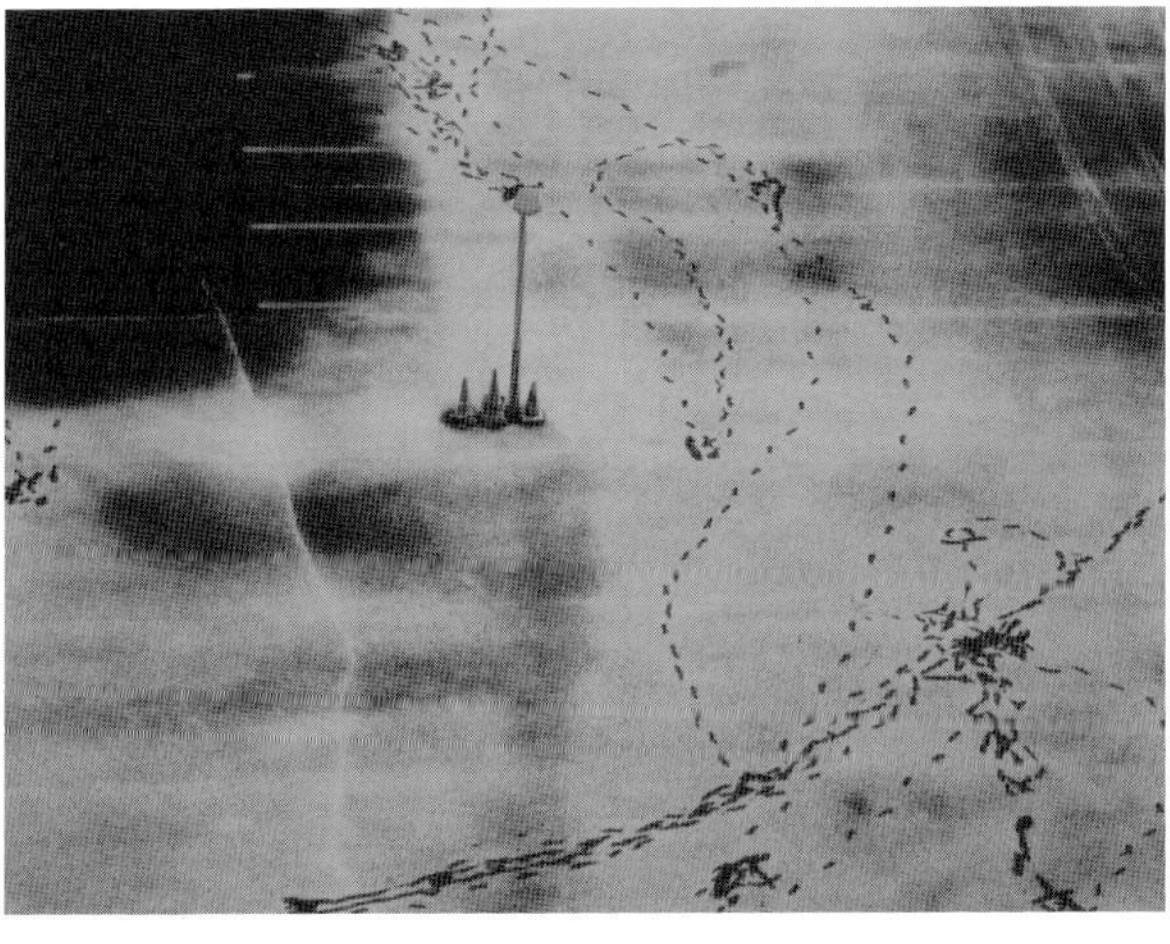

Photo by Takahisa Ushiroyama

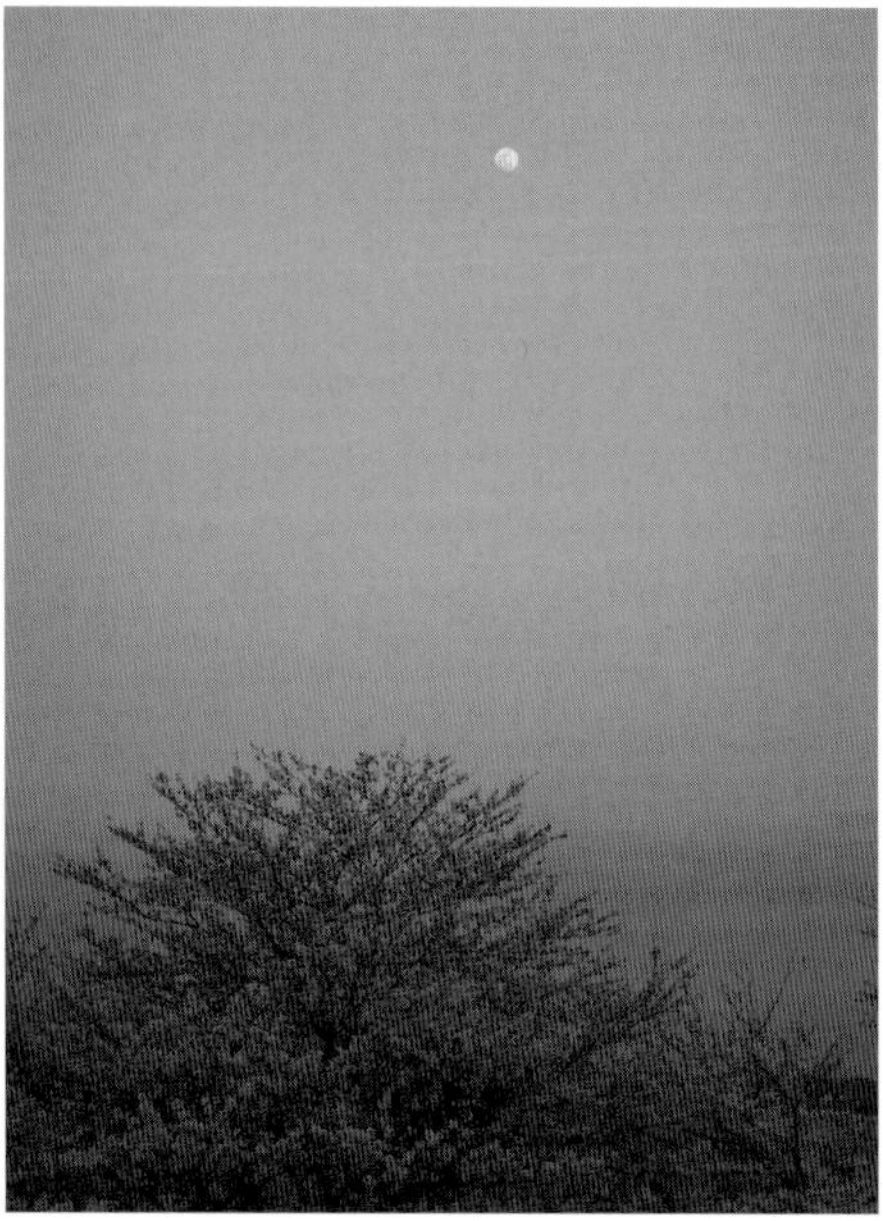

Photo by Takahisa Ushiroyama

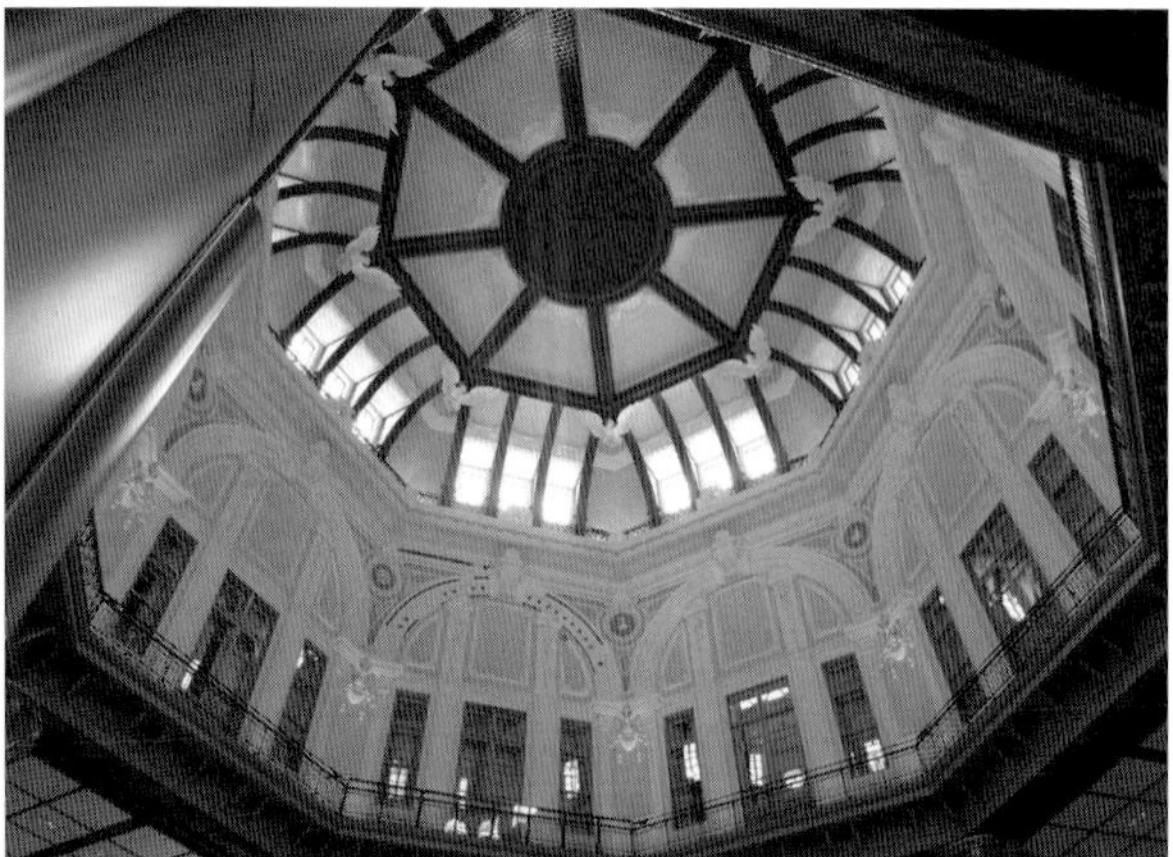

Photo by Takahisa Ushiroyama

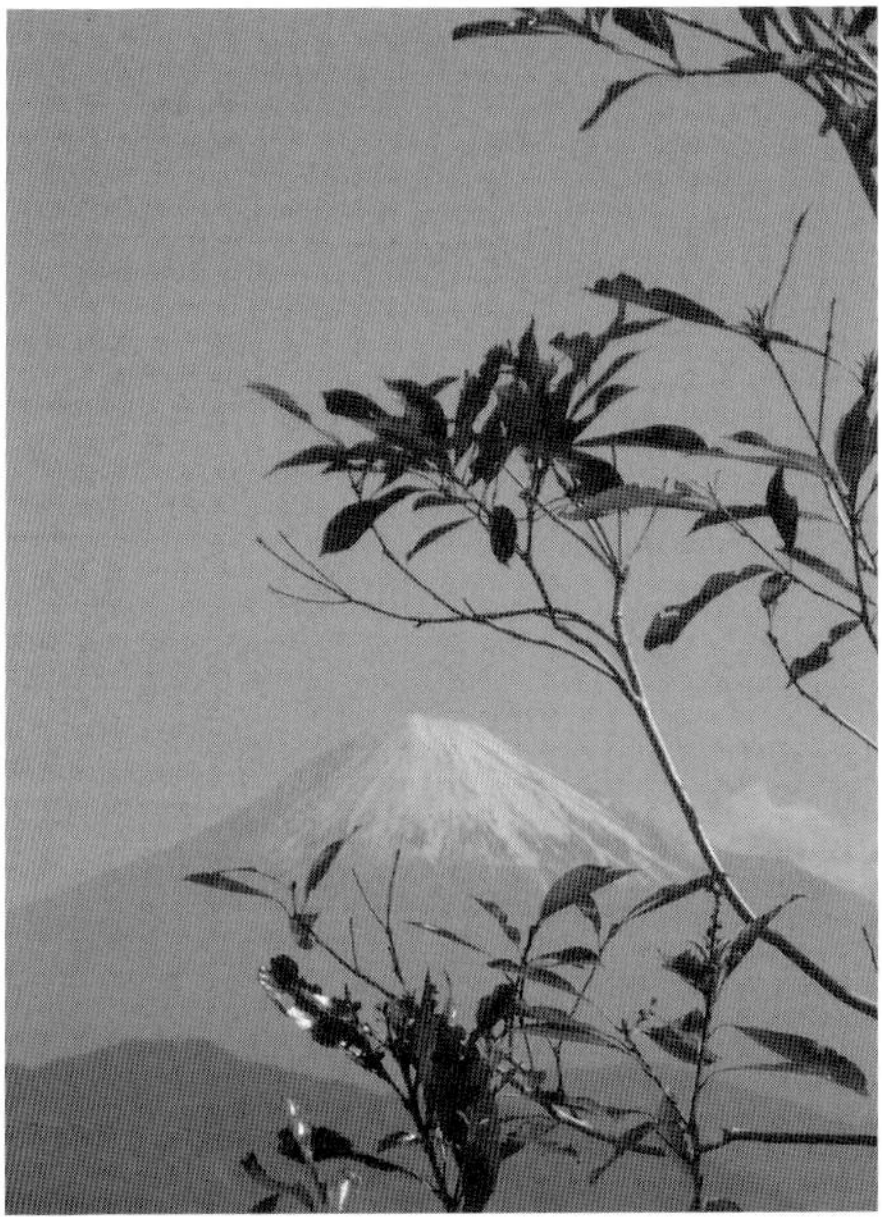

Photo by Takahisa Ushiroyama

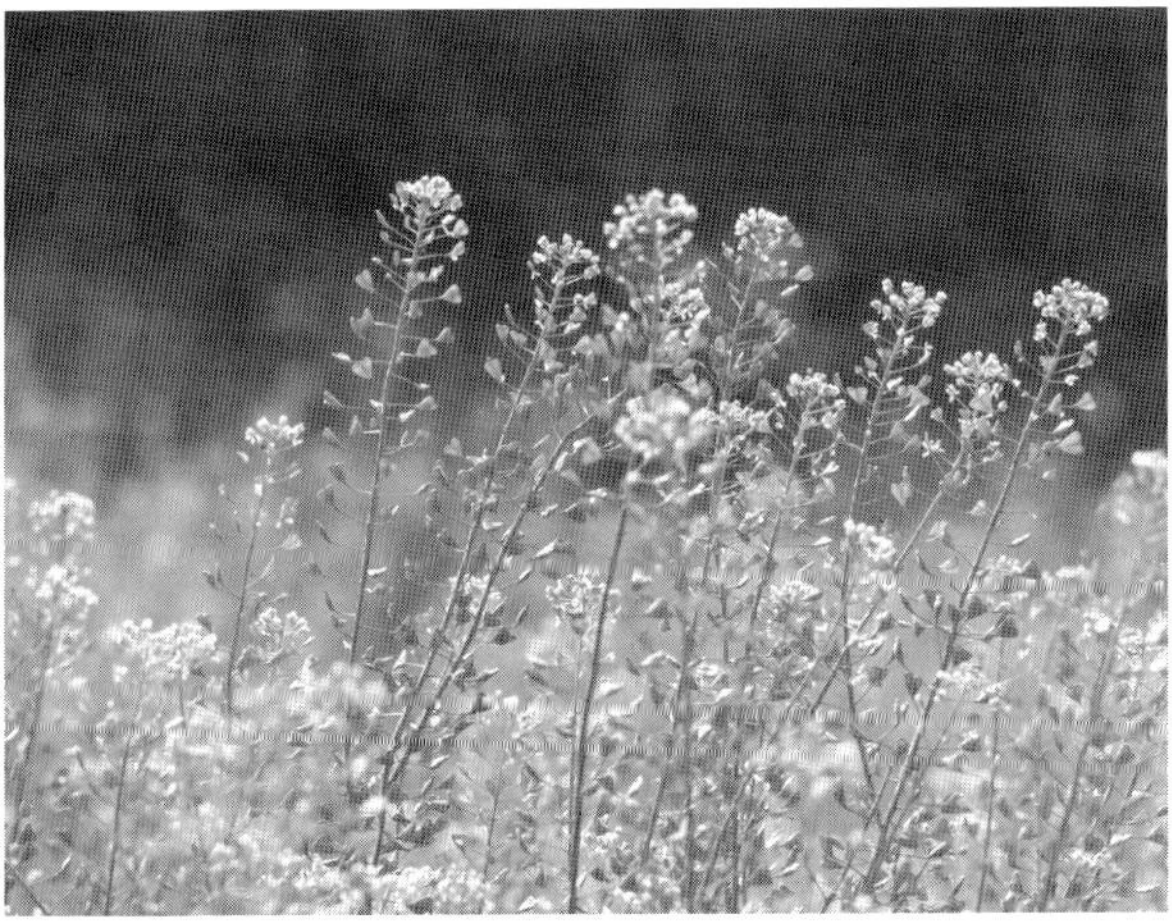

Photo by Takahisa Ushiroyama

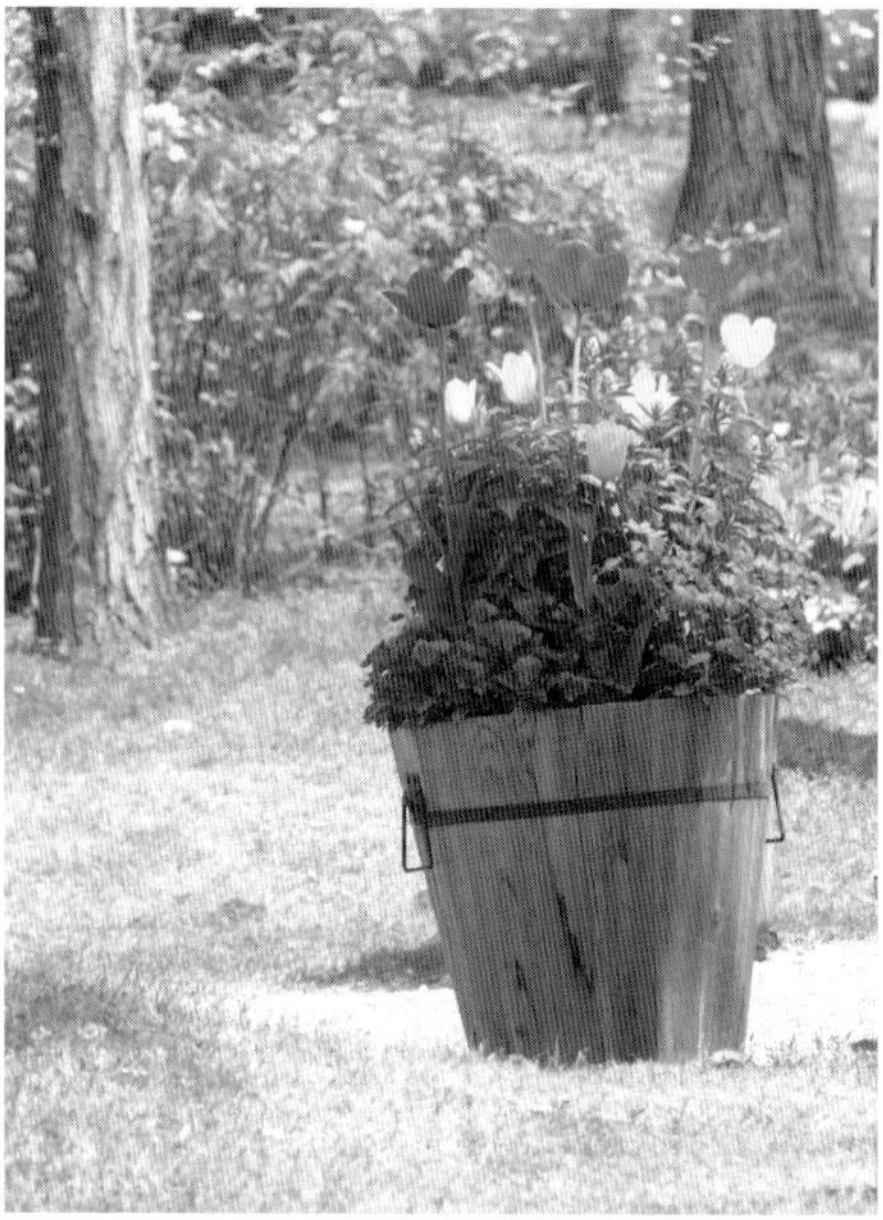

Photo by Takahisa Ushiroyama

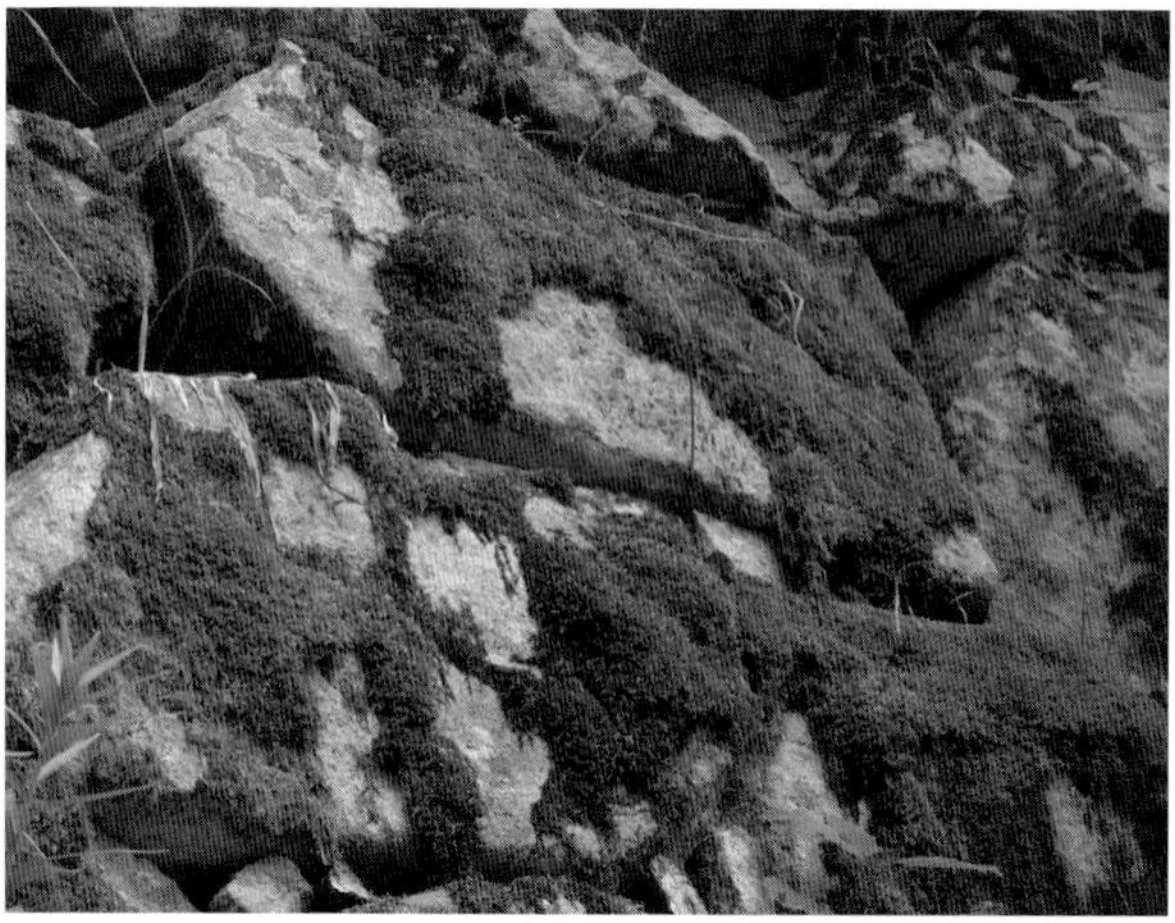

Photo by Takahisa Ushiroyama

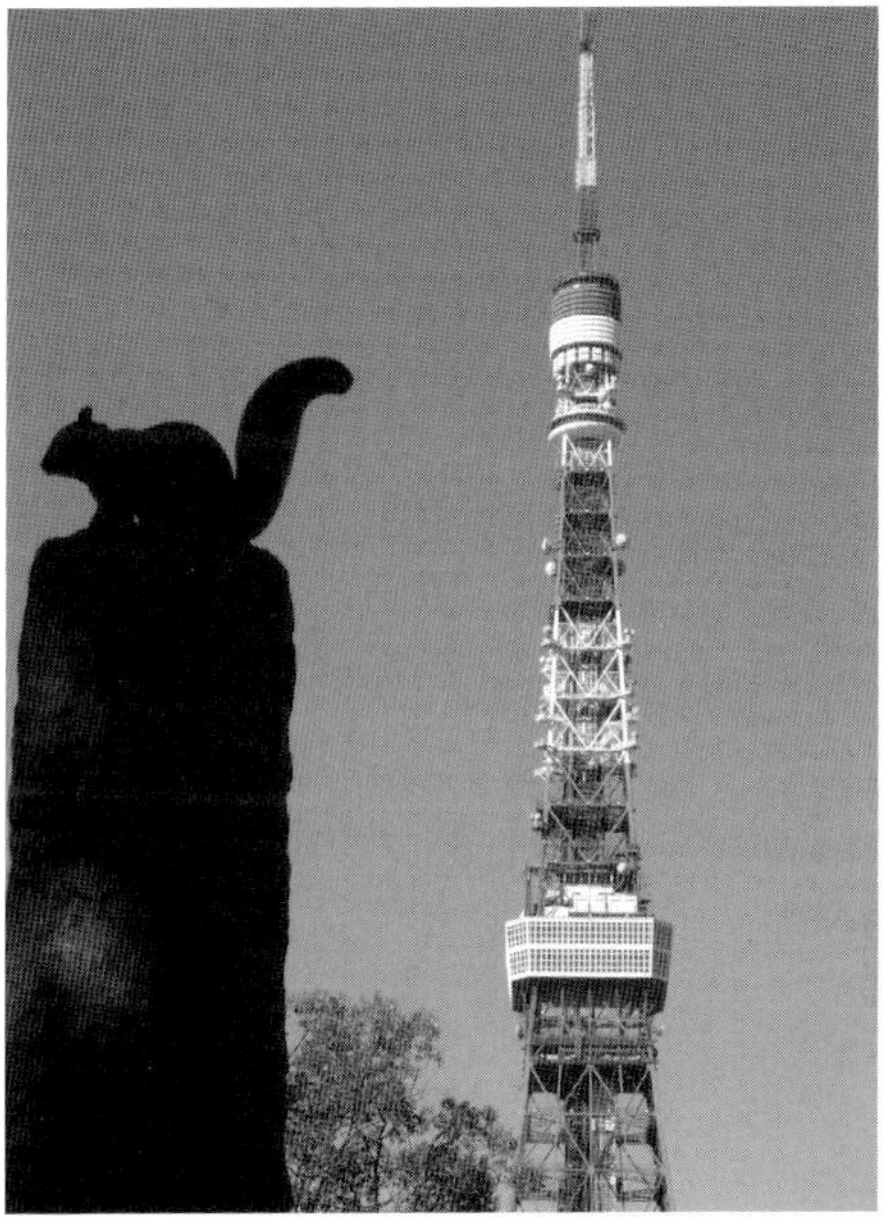

Photo by Takahisa Ushiroyama

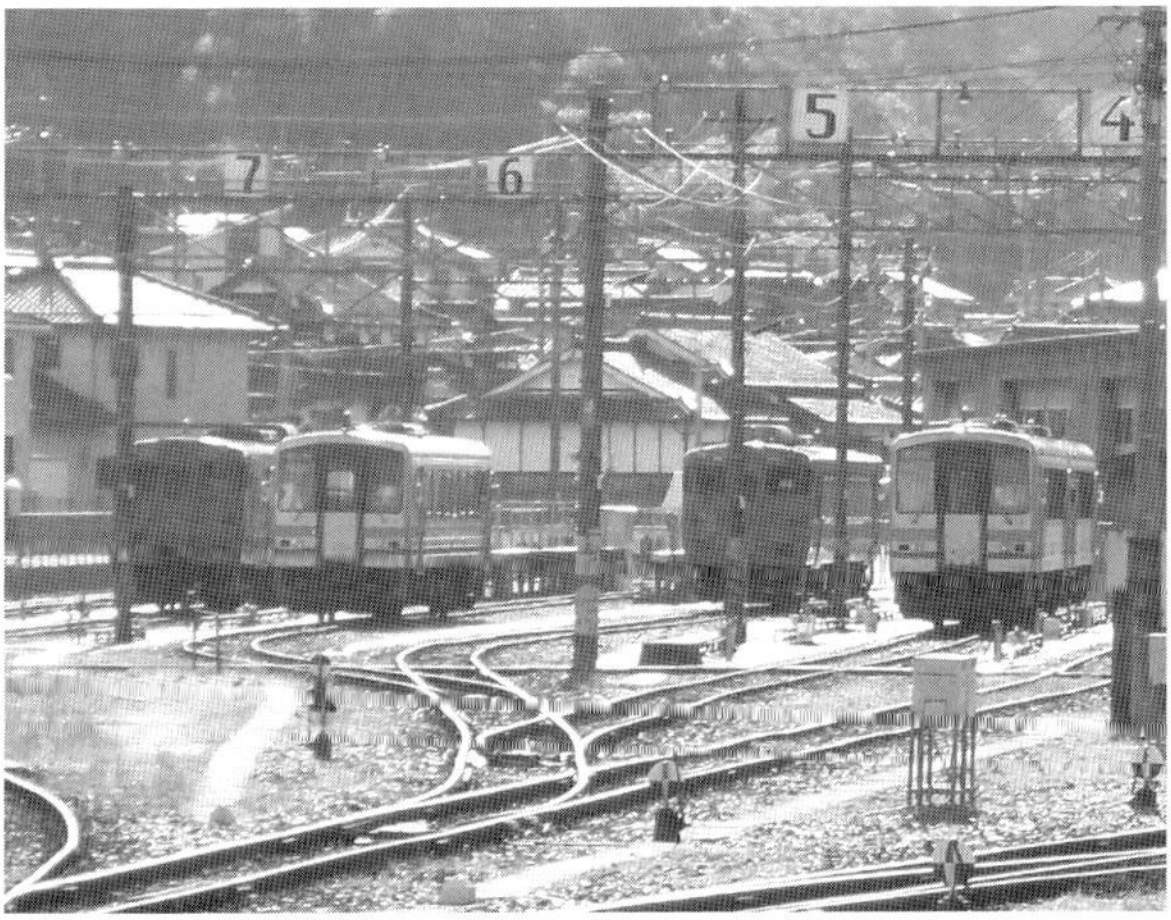

Photo by Takahisa Ushiroyama

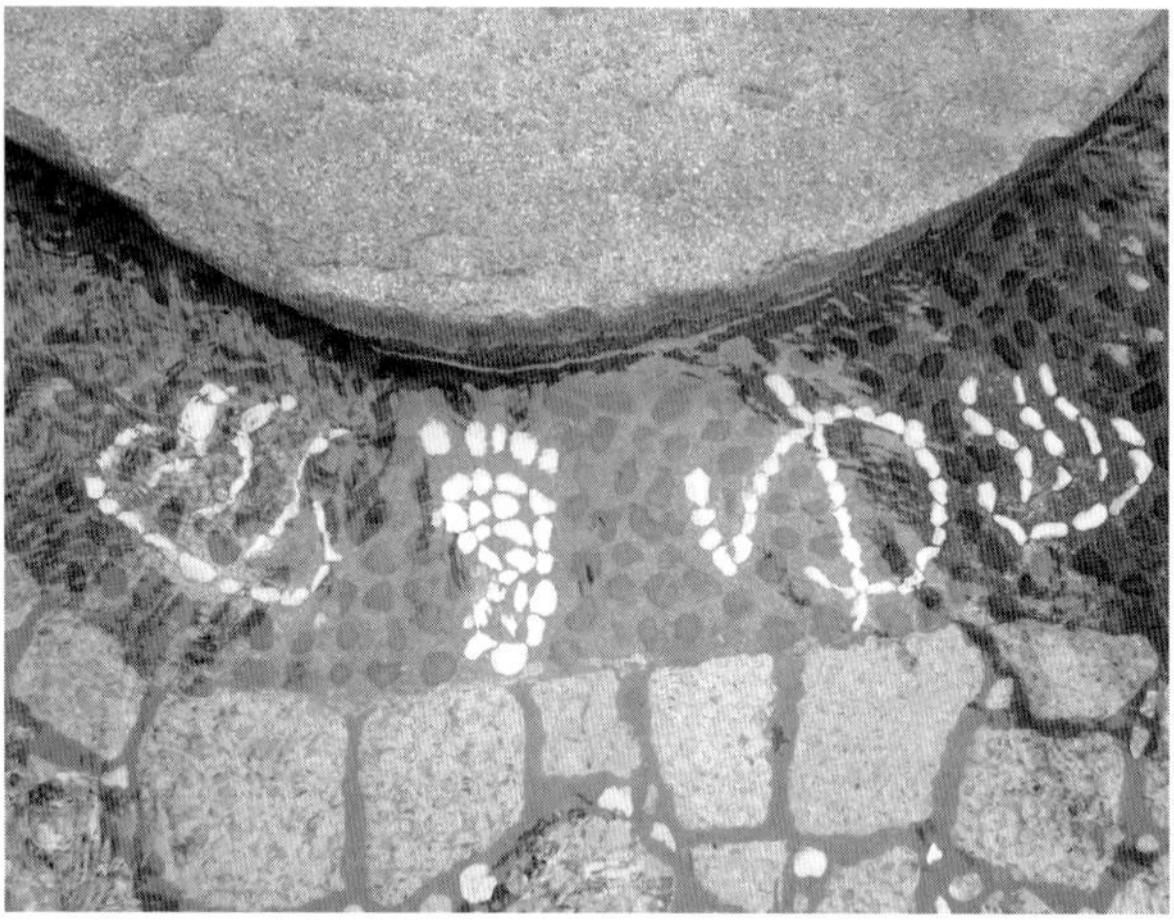

Photo by Takahisa Ushiroyama

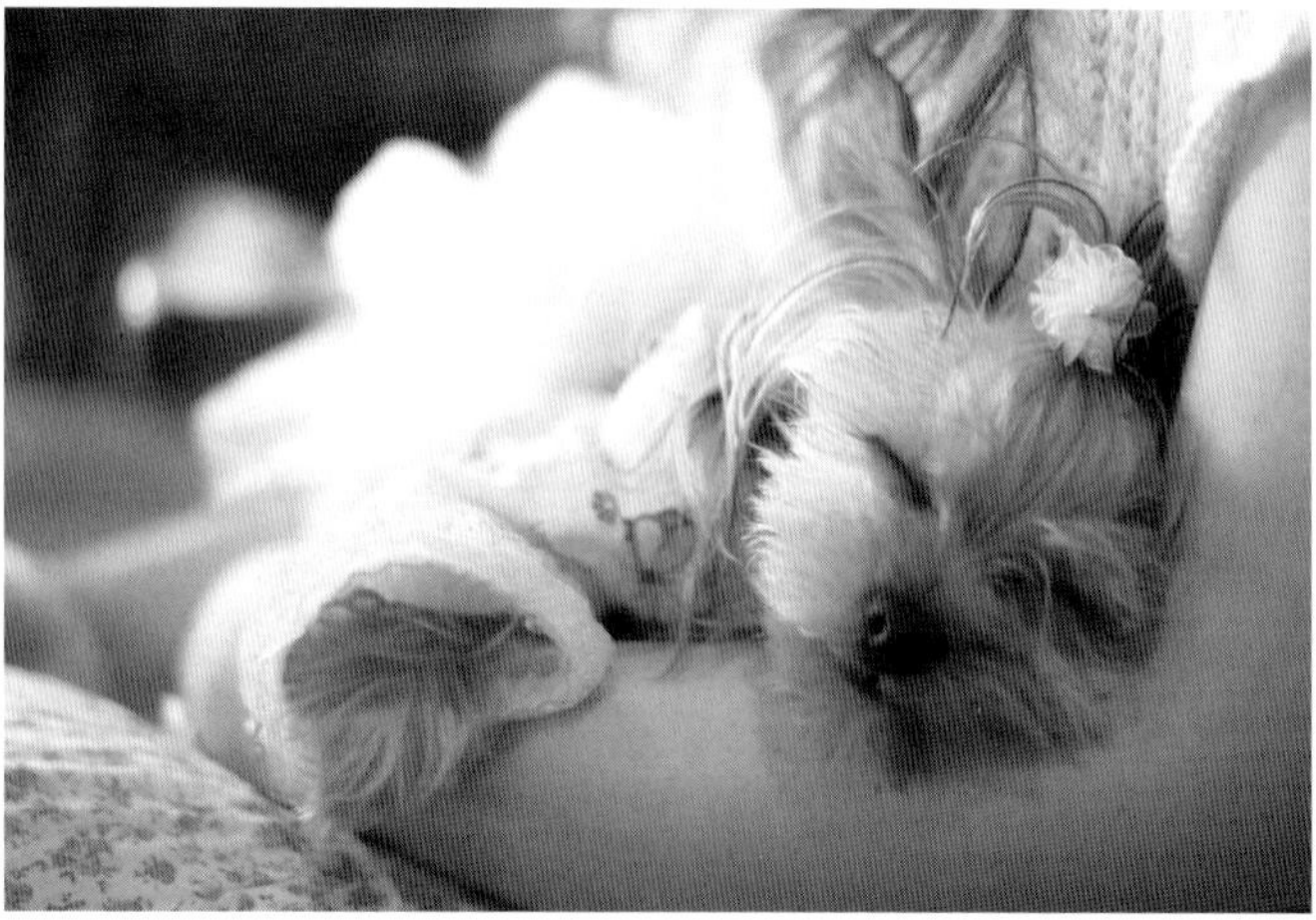

Photo by Naohiro Ushiroyama

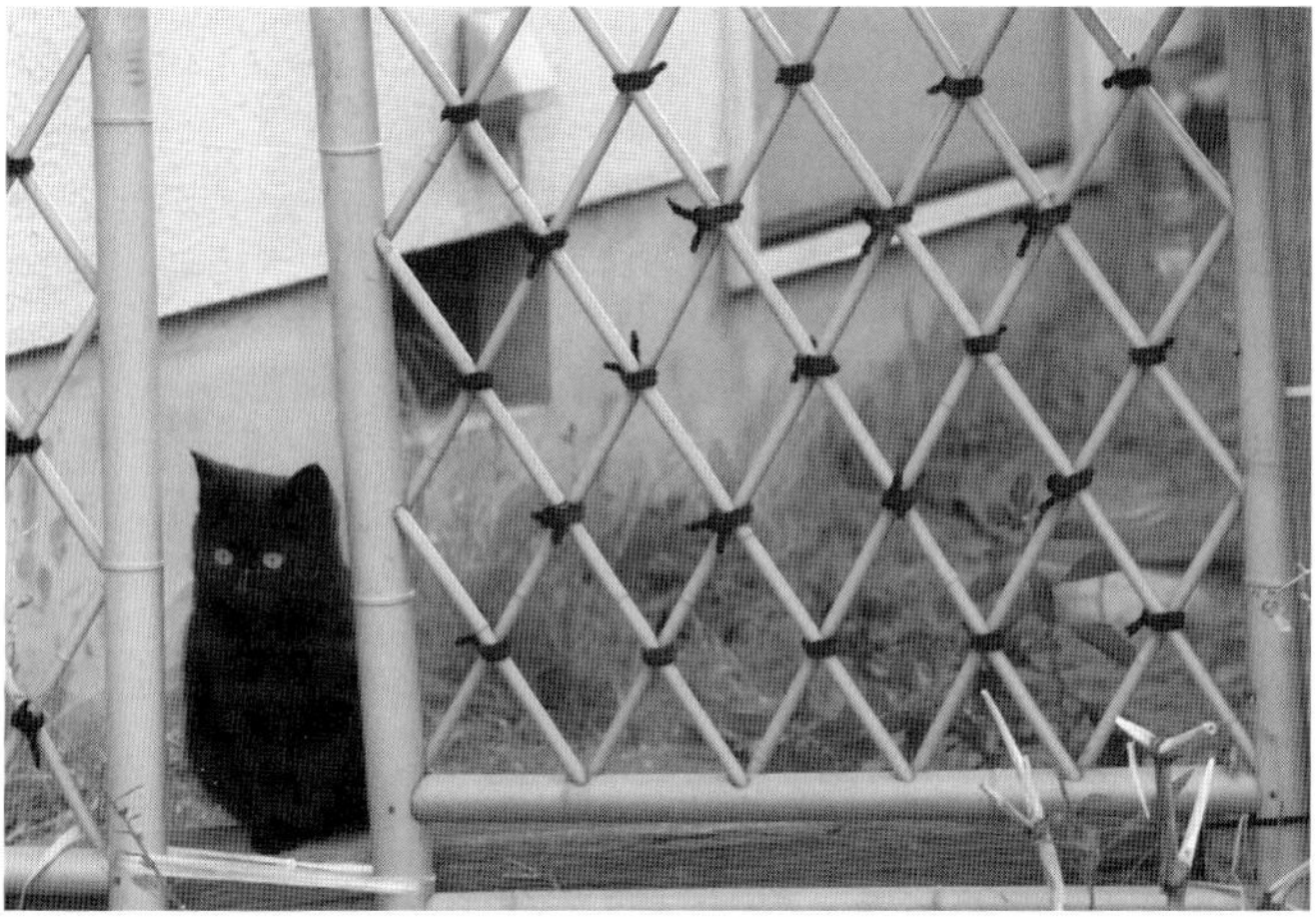

Photo by Naohiro Ushiroyama

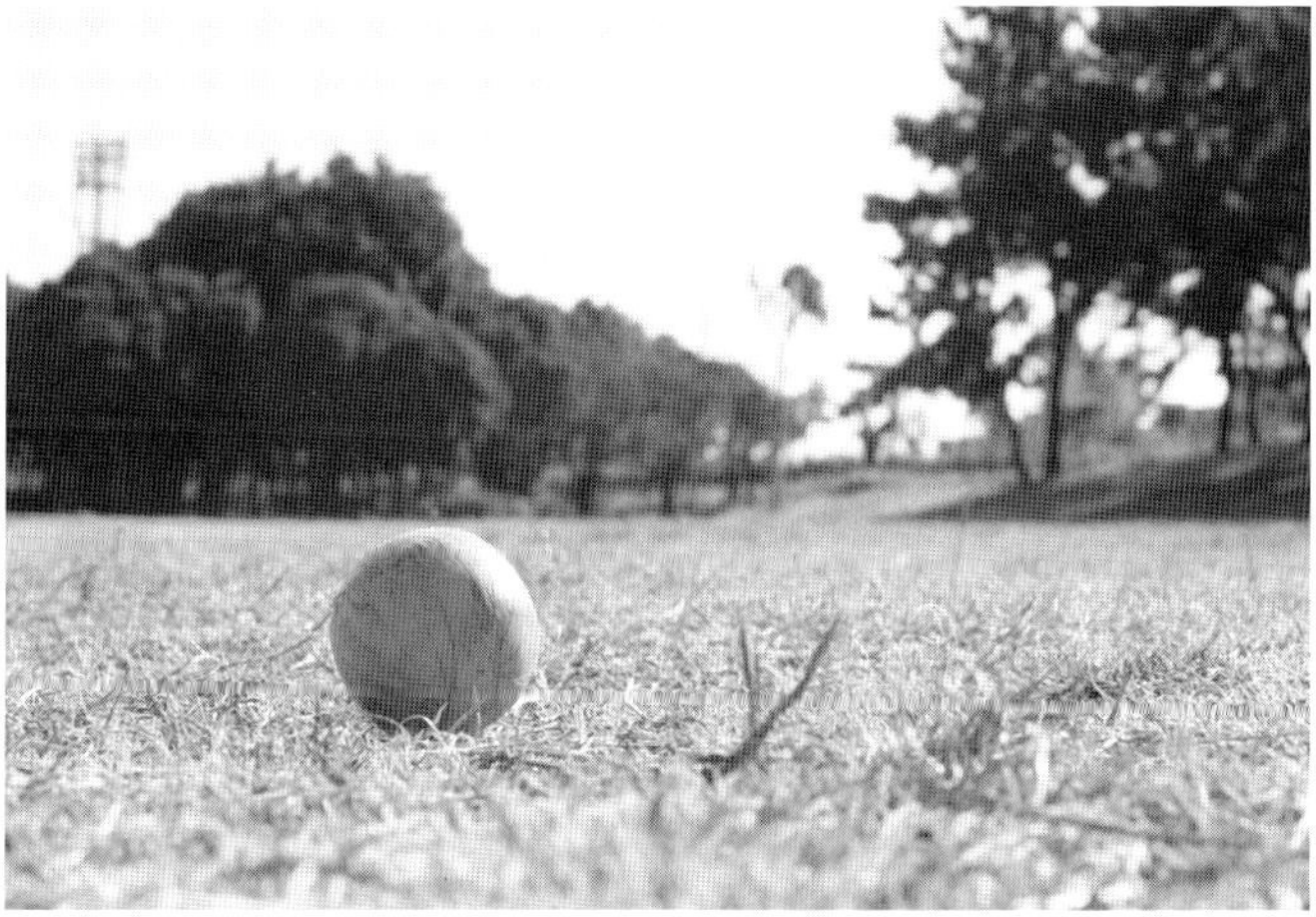

Photo by Naohiro Ushiroyama

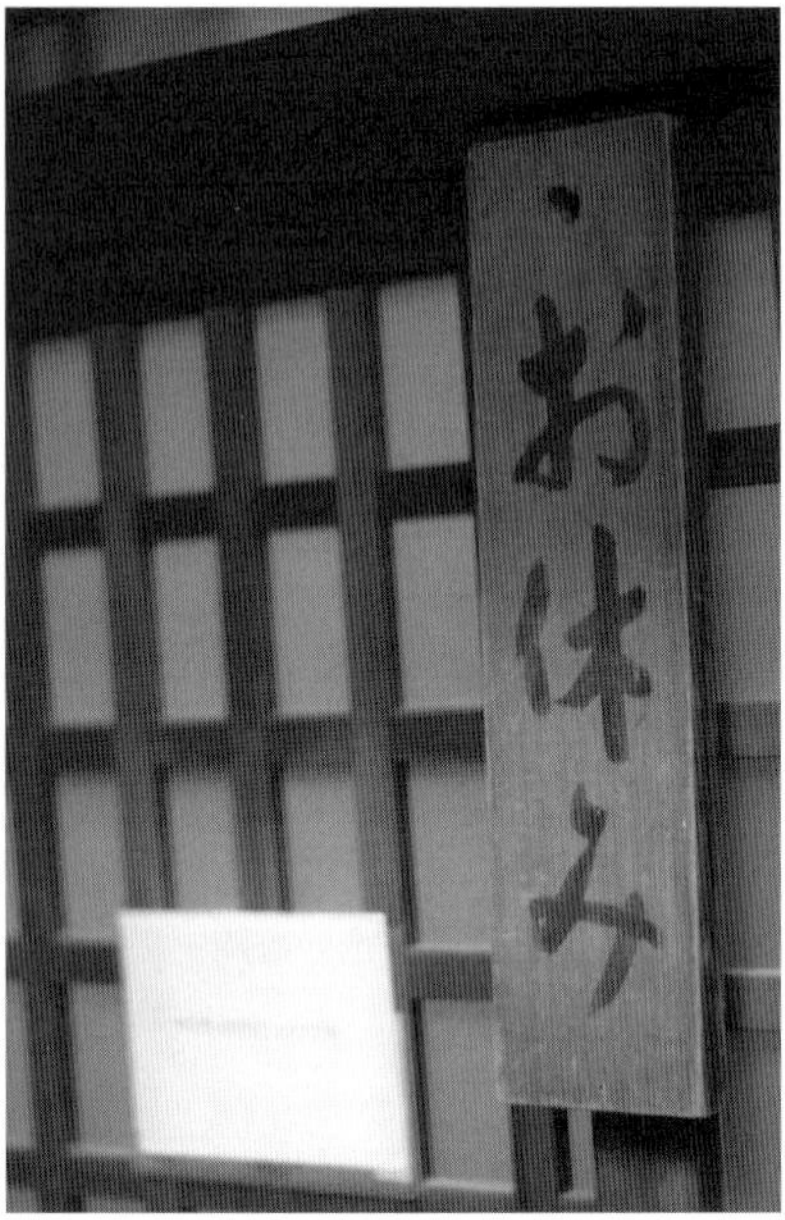

Photo by Naohiro Ushiroyama

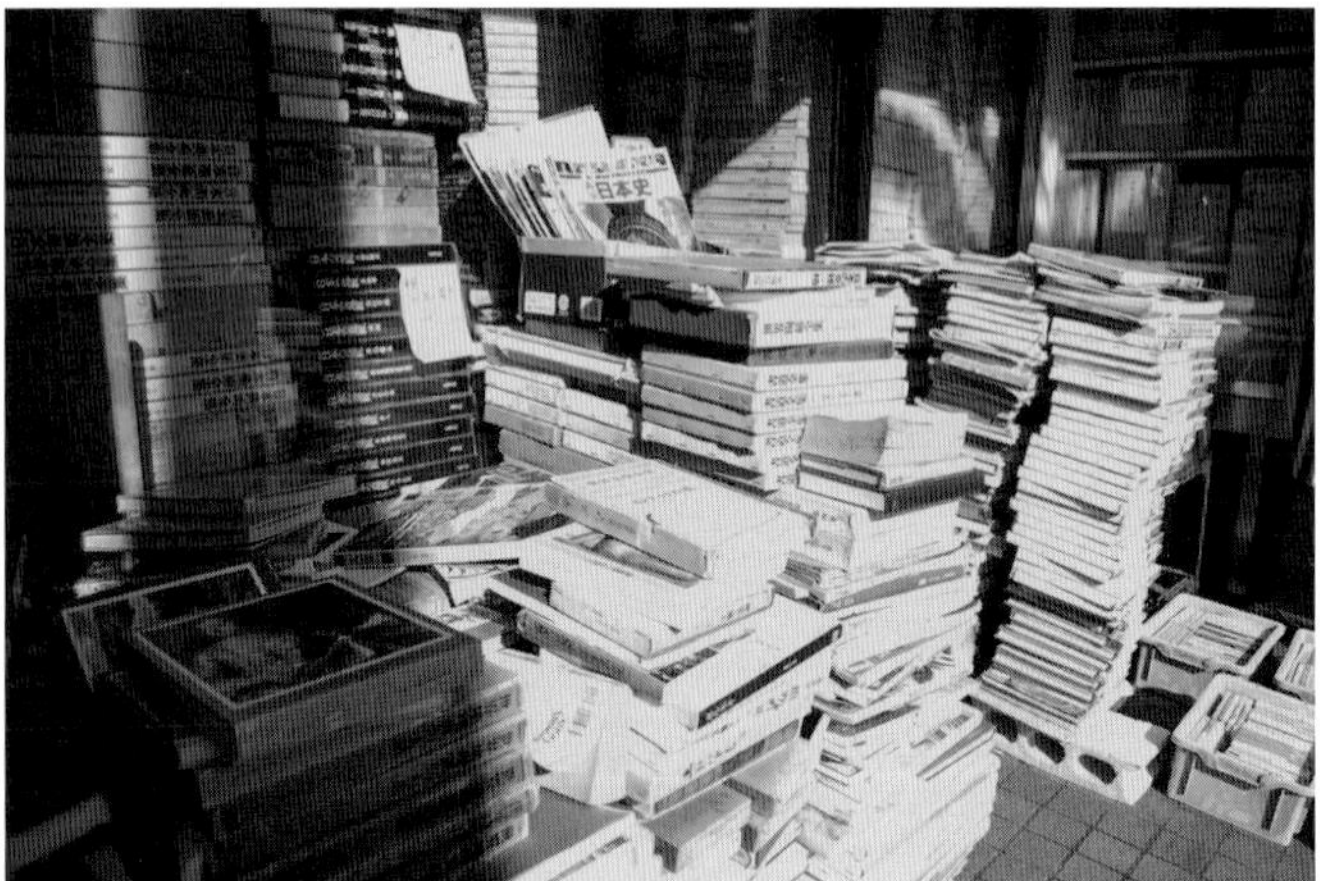

Photo by Naohiro Ushiroyama

第一章　木漏れ日の診察室

前の奥さんとの間には子供ができたんですよ

一、湯島裕子さん

重大な検査結果を伝えなければならなくなったのは三度目の診察の日だった。その日は朝の八時に、湯島裕子さんは夫が採取した精液を外来に持ってきていた。九時から始まる不妊外来だが、精液検査や人工授精が入った時は、僕はいつもよりも早い時間から仕事を始める。

「結婚して四年になっても子供ができないので」

二十八歳の湯島裕子さんはお付き合いして一年後に夫と結婚した。再婚した夫にはその時、別かれた前妻との間に二歳になる子供がいた。離婚以来会わせてもらっていないらしく、裕子さんと結婚してからは一度も子供の事は話題にならない。

「生理はきちんときてるんですが、私が妊娠しにくい体質かなーと思うんです」

裕子さんの言うことは本当だろうと思った。まずつけてもらった基礎体温は教科書のような美しいラインを描いていた。そして再診時の検査の子宮卵管造影でも異常はなかった。造影剤の影が作る逆三角形の子宮腔とそれに続く針金のような卵管の筋がフィルムに載っていた。不妊症の古典的な三種の神器の残りは精液検査だ。三度目の診察に合わせて、夫の出勤前に精液を採取して、裕子さんに朝一番に持参してもらった。それが今日だ。チューブから絞り出したキシロカインゼリーのような透明な精液だ。いやな予感がする。四〇倍の倍率では何も動いているものはない。対物レンズを一〇倍のものにセットして一〇〇倍で見た。やはりない。二〇〇倍でもない。間違いない、無精子症だ。

「男性不妊症のようです」

そう言う僕に感情のない表情を向けた裕子さんは、しばしの無言の後で、

「それは妊娠しにくいということですか」

と枯れた声を発した。

「〝しにくい〟のではなく、理論的には〝妊娠しません〟」

僕は申し訳なさそうにそう言うと、

「あ、女性側には、あなたのことですが、原因はないようです」

と付け加えた。

少し考える様子を見せた裕子さんは、

「あのー、私は夫と知り合って一年で結婚したのですが、前の奥さんとの間には子供ができたんですよ」

「だから、女性側の原因で、ああ、あなたのことですが、それで妊娠しないのではないかと思ったのですね」

「そうです」

「でも、現実は、あなたの夫は無精子症で、男性不妊症です」

「先生、それはいつからでしょうか?」

「それはわかりませんが、あなたと結婚した直後から、急に精子が一匹もいない身体に変身するということは理論的にはないということは言えます」

「私と結婚する前から男性不妊症だった可能性がかなり高いということですか?」

僕は嘘はいけないと思った。医学は科学だ。最も可能性が高い推論を展開したい。

「十年前にはすでにこういう状態だったんじゃないでしょうか」

と言ってしまった。すぐに、言わなければよかったと後悔した。

「夫にどう説明するか、よく考えてみます」

はっきりと宣言した裕子さんは、さっと席を立ち、きちんとお辞儀をして、帰っていった。終診となった。

二、風間竜子さん

今年は梅雨の終わりに三日間の集中豪雨があって、市内の木田川が氾濫した。邑田尚也の勤務する病院はその木田川にかかる尾立橋を渡って五分だが、川の流れが橋脚をはじき飛ばす勢いで、朝から通行止めになった。雨脚はますます激しく、邑田は仕方なく橋の手前のコンビニの駐車場に車を置いて駅前でモーニング定食を食べる羽目になった。外来は到着次第の開始とした。

前任者から外来を引き継いだ邑田が風間竜子さんの最後の診察をしたのはもう半年前になる。昨日、その風間さんから手紙が来た。まだ開封せずに鞄に入れていたことを思い出し、ふと読んでみようと思った。運ばれた香り高いグアテマラコーヒーに砂糖をスプーン一杯、カップ入りのミルクをそっと垂らして、表面に渦巻き模様を作るのを確認し、すっと一口啜ると、いつも鞄に忍ばせているレターオープナーで丁寧に開封した。このオープナーは邑田が十年前に留学していたアメリカのオクラホマ州立大学のロゴ入りだ。安いものだがお気に入りの一品で大切にしている。手紙の内容はこうだった。

――先生、ごぶさたしています。お産をしていただける病院に妊婦検診に三回行きました。自分も本当に妊婦さんになったんだなって、周りのお腹の大きい人たちと一緒にいると実感します。幸せな気分になります。これも全て先生のおかげです。本当にありがとうございました。昨日の健診で妊娠経過は順調といわれ、安心しました。安定期に入ったのだそうです。私は母親になることが夢でした。これは結婚してすぐになんの苦労もなしに妊娠した人にはわからないでしょうね。最初は産婦人科で診てもらうのも不安で、なかなか診察を受けられませんでした。私に大きな重大な原因があって、絶対妊娠しない身体だと言われたらどうしようかと心配だったからです。でも思いきって受診して、最初の間はあまり会話のない引田先生だったので、私は嫌われているのかと思い、病院を変えた方がいいのかと悩みましたが、急に引田先生がいなくなって、突然先生に担当が替わりました。またまた不安になりましたが、先生はいつも笑顔で話してくれましたね。それからは何の不安もなく病院に通えるようになりました。看護師さんから先生は前任地の病院で不妊症の患者さんをたくさん治療してこられたと聞き、信頼して治療を受けられると思いました。私の予感はやはり当たりましたね。先生に担当が替わって二回目の人工授精で妊娠させていただきました――

　ここまで読んで邑田はトーストに手を伸ばし、コーヒーを啜った。風間竜子さんは映画俳優のようにエレガントな女性だった。開業のために病院を辞めることになった引田医師の引き継ぎ手帳には〝基礎体温はビューティフルだが重症の男性不妊症。妊娠できる確率二～三パーセントか。無理しない事。ただし、美人〟とあった。〝ただし、美人〟というのは医療情報とは違う気もした。引田先生のウインクする童顔が浮かんだ。

邑田はふっと息を抜くと手紙の二枚目を読み始めた。

――妊娠がわかった時の私は言葉では表現できないほどの喜びを感じました。夫も大変喜んでくれました。いろいろとわがままを言ってばかりの私でしたが、本当にお世話になりました。母になる日に向けてしっかりと準備をしていくつもりです。妊娠がわかってすぐに夫の転勤が決まり、バタバタしてこちらへ来てしまいましたので、先生にきちんとご挨拶できないままとなってしまいました。申し訳ありませんでした。北海道に来てしまい、おそらく夫は短くても七年ほどこちらの支店での勤めになるようですので、残念なのですがもう先生にお目にかかることはないと思います。先生は私たち夫婦にとって、生涯忘れ得ない恩人です。心からの感謝を捧げます。では先生、お元気で――

そうか、風間さんは北海道か。夫が全国規模の大手の建設会社の社員だからそんなこともあるのかと感じたが、手紙はそれで終わりではなかった。三枚目に一行だけ追伸があった。

――追伸　先生と私だけの秘密、永遠にね――

秘密か・・・　そうつぶやいた邑田は半年前を思い出す。

「風間さんは男性不妊なんですね。引田先生がこの半年で四度人工授精をされてますね」

「先生、今日の夫の精子の数はどれぐらいですか」

「六二〇万ですね、前回よりも少ないです」

夫の精子は重度の乏精子症というだけでなく、ほとんど動いていない。精子無力症というやつだ。今日の運動率は二十三パーセントというところだろう。運動率が悪いので、あえて風間さんには数字を言わなかった。こういう男性不妊症は日本の歴史ではいつ頃からあったんだろうかと邑田はふと考えた。飛鳥時代ぐらいか、いや、弥生時代か？　書物に記録があるものといえば、記述内容の真偽は別として武家社会のものが多い。大名の跡継ぎに関わる筆頭家老と江戸家老との争いやお家お取り潰しの話とか、ごく普通にあり、これらのいくつかはきっと男性不妊症だろうと邑田は思う。奥方はともかく、寵愛している何人かの側室との間にも子供ができないというのは、常識的に考えると、殿の精子の問題だろうというのが邑田の歴史研究の結論だ。

「この数だとあまり期待できないのですが、今日、このまま人工授精をしますか?」

邑田がそっと聞くと、

「先生、やめときます」

きっぱりと言い放った風間さんは、翌日もう一度病院にやってきた。

邑田は外来担当日ではなかったが、ちょうど病棟処置を終えて、分娩進行中の妊婦の様子を見に行っていたところだった。

「私、夫の父親とは結婚前から仲良しなんです」

そう口火を切った風間さんは、昨日帰宅してからのことを順序良く話してくれた。夫の父親とは実の父親よりも気が合うとのことで、結婚前から何かと相談をしたり、夫が接待ゴルフの休日などはほとんど夫の両親の家で過ごすのだそうだ。嫁と舅、姑が仲良しなのは好ましいが、それが不妊症の治療担当医である邑田に話してどうなるのかと訝しく思っていると、その空気を敏感に感じ取ったのか、ぐっと身を乗り出して、風間さんは本題に入った。

「そこで、先生にご相談です。精子を混ぜて人工授精をしてもらえませんか?」

邑田はその意味がすぐにわかった。

「来月の人工授精のことですね」

「そうです。不妊治療のこと、夫に原因があること、全部昨日、夫の両親に聞いてもらいました。とても心配してくれました」

「人工授精を四回済ませたことも？」

「それから、人工授精には夫以外の精子を使う方法もあることも言いました」

不妊症で治療を長く続けていると、患者がかなりの医学知識を持つようになるのはよくあることだ。邑田は開発中の新しい治療法の話を患者から訊かれ、あわてて学会誌を読み返したことは一度や二度ではない。

「非配偶者間人工授精ですね」

「お父さんに、ちょっとだけ精子をもらえないかと頼んでみたら、二つ返事でＯＫだったんです。だから、次の人工授精はお父さんと夫の精子を混ぜてやってもらえませんか？」

それは決意のある言葉だった。これは相談でも、お願いでもなく、風間さんの命令だと邑田は感じた。

「お父さんの精子と夫の精子の混ぜ方なんですが、半分ずつですよね、やっぱり」

「それはご夫婦でお決めになったことですから、私はそれを守ります」

「でも、先生、夫の精子が多い分だけ妊娠率は低下するんですよね、そうですよね」

まっすぐに邑田の目を射た風間さんの表情は真剣そのものだ。夫の父親の精子数は八五〇〇万／ミリリットルで運動率は八十六パーセントだ。

「先生、よろしくお願いします」

邑田はカルテに「精液夫五十パーセント、父親五十パーセント、それぞれ〇・三ミリリットル受精針にて子宮内注入」と記した。そして妊娠率を最大にするためのシミュレーションを何度も描き、そのうちの一つを選択した。風間さんの声が鳴った。カルテに記載はしなかった。

混合精子での二回目の人工授精で風間さんの妊娠反応は陽性になった。

風間さんは永遠の秘密を抱いて、妊娠十二週のお腹をいたわりながら夫妻で転勤していった。

親の年にならんとわからん

子供はとことん親に迷惑をかけ、心配をかけるものだというのは世の常識である。「親孝行したい時には親はなし」と言うが、子供が親孝行したいと思うようになれば親としては幸運というものだ。その幸運に授かれる親は多くはない。僕は四十歳代になって自分が親として子供をまともに成人させる苦労がわかり、昔の親の言葉や忠告が身に沁みた。だが、忠告を受けたその瞬間は、反発心が強く、ちっとも身にならず、せっかくの親の言葉は風に舞う羽のように軽かった。今は金塊のように重くなっている。「親の言葉と茄子の花には千に一つも無駄はない」と言う。子供の幸せと豊かな将来を願えば願うほど、昔異口同音に何度も聞いた親の言葉が重く感じる。

患者さんが言った。

「子供はね、先生。三歳までに全ての幸せを親に与えるんですよ。だから四歳からは、子供から与えてもらった幸せを、親は返すんです」

だから、四歳からの子育ては苦しみと悲しみと胸が締め付けられるような心配と不安でいっぱいなのは当たり前ということらしい。僕が治してあげた更年期障害の患者さんから、子供のことで悩みしょげ返っていた僕は教えてもらった。そうか、確かに我が子たちも三歳までは全員天使かと思えるほどかわいらしく、百点満点のいい子だった。親は幸せいっぱいだった。その幸せな気持ちが永遠に続くと思っていた。

軍人なら大将、政治家なら総理大臣、学者ならノーベル賞受賞を期待しているわけではない。ただただ飢え死にしないで、自分の家族の最低限の生活を支えることができるだけでいいのだ。親は子供に少しでも多くの幸せを望むが、そうでなくても普通に暮らしていってくれればよいと望んでいるのだ。だが、なぜ我が子たちはそのうち苦しい、辛い、不幸が想定されるような棘の路をあえて歩もうとするのか。なぜ安定した人生を拒むのか。

「高望みしない、普通の人生を歩んでくれ〜」

と叫びたい。

親が言う。

「こんなことじゃあ定職にはつけないよ、生活費はどうやって稼ぐの？　夢ばかり追いかけてていいの？」

「僕はプロのミュージシャンを目指すよ。君には独特の音楽の世界があるってみんなに言われているからね」

「僕はアメリカでコンピューターソフトのベンチャー企業を作るための勉強をする」

「私はずらっと本屋にシリーズが並ぶ漫画家になる」

「私は声優になって若い子たちにキャーキャー騒がれたい」

親の心配は臨界点を超えた。

鍬多美佐江さんは、中国地方の八万都市のＪＲ駅前で親の代から和食のお店をやっている。婿を迎えて大繁盛していたが、夫を三年前に亡くし、板前も高齢化したため、近くお店の権利を誰かに任せることも考え始めていた。美佐江さんには一人息子がいる。親のいいつけをよく聞く、人が羨む親思いの息子は、よく勉強ができて一橋大学の経済学部で大学生活を謳歌して、四年生の春には三菱東京ＵＦＪ銀行に就職が内定した。明るい未来が見えている。その息子が大学卒業直前になって、内定を断り、家業を継ぎたいと宣言した。その日は父親の命日だった。美佐江さんは、せっかく大手の銀行員としての輝かしい未来があるのに、なぜ食堂をやりたいのかと何度も詰問したが、息子の意志は固かった。でも美佐江さんの心は躍った。親思いの一人息子と一緒にこのお店がやっていける。今まで一度も親に逆らったこともなく、心配をかけたこともない息子だ。これで代替わりも心配ないし、何事にも真面目に真剣に取り組む姿勢の息子ならば、きっとこれからも店は繁盛し、お客さんにも喜ばれるだろう。そう思った。息子を小さい頃からかわいがってくれていた中堅の板前を頭にし、若い人を雇い入れて鍛えてもらう計画を立てた。幸せの絶頂だった。

息子は県庁所在地の有名な割烹旅館で五年まじめに修行し、美佐江さんの店で二年間、多くのメニューもお客に好まれている味もほぼ覚えた。家業は順風満帆と思えた。今や、板前やお店のスタッフは息子を頼もしく感じており、その働き振りには一目置くようになっていた。

しかし、この親子はひょんなことで溝ができるのである。息子が遊びにいった先で、ある女性と知り合い、デートの際のその女性の一言が彼の人生を変えることになる。

「勝之さんの実家、食べ物屋さんでしょ。和食よりもイタリアンがいいな」

「和食は奥が深いぞ。勉強してやりがいがある」

「でも駅前なんだから、洒落たイタリアンならもっと儲かるのに」

息子はその女性とのデートを重ねるたびにイタリアンの洒落たレストランを夢見るようになる。しかもその女性と一緒にだ。駅前の一等地である。傍から見ればそれでいいように思える。


少し前から息子の働く様子にちょっとした変化があるのを母親は見逃さなかった。真面目にしているようで、どこか今までと違う。どうも新たなメニュー選定のための話し合いに熱意がなく、接客の態度に心がこもっていない。今までになかった息子の様子だ。何事にも前向きで、失敗を恐れない、ガッツのある姿勢がみられない。なにかに悩んでいるようだが、相談してくれないことも心に引っ掛かる。

「最近、だれとるんじゃないんか？」

こう切り出した美佐江さんは、息子との人生で初めて小言を言った。気づいた時には大声で息子を叱っていた。途中、イタリアンとか、洋風メニューとか、改装とかの単語は聞こえたが、よく覚えていない。ほんとうに人生で初めて息子を叱った。美佐江さんにしてみれば〝愛のムチ〟であったのだろう。息子は親から人生で初めて叱られ、怒られ、〝大人としての自我〟の否定だったのかもしれない。褒められたことはあっても叱られていない人生しか知らない息子は大きなショックを覚えた。

翌日早朝に息子は家を出た。美佐江さんにはその行動は読めなかった。あの従順で親孝行な息子の突然の反抗に落ち込み、うつ病になった。

一時間の診療のあと、

「抗うつ薬を短期間飲んでみましょう。それと、今はゆっくりと身体を休めることです。時が解決することもあるでしょうから、成り行きに任せてみましょうね」

禅的世界は十牛図のように、自分探しの旅に出なければならない時がある。美佐江さんの息子さんもちょうどその時だろう。

半年後には美佐江さんはすっかり体調を戻し、

「今までの人生で一番体調がよろしいわ、先生」

と言いながら、和食店の経営を一人で切り盛りしている。厨房には三人の板前、客室には五人の接客とレジという陣容だ。

二年間、一度も連絡がない息子は、風のたよりでは結婚し、娘ができ、家をローンで買い、会社員として朝の四時に出勤、夜の十時に帰宅する毎日を過ごしているという。今まで全く経験のないリフォームの工務店の事務をしているらしい。一度だけ美佐江さんは近くから息子の働く姿を見に行った。生きて動いている息子は、ある種の安心感を美佐江さんに与えたが、その働きっぷりに別の不安を抱いたようだ。もちろん飲食関係の修行を就業後にどこかでやっている様子は微塵もない。

息子の様子は、興信所が調べて定期的に報告してくるのである程度把握している。でも手紙を書いたり、電話はしない。美佐江さんの意地かも知れない。息子が自分から母親に話し合いの機会を持つべく動くべきだという思いがあり、それだけは美佐江さんはどうしても譲れないという。

最近、ある親しい人が二人の和解を買って出た。

「君が出て行ったあと、お袋さんはうつ病になったんで。毎日心配してるんで。結婚したことも、家買うたことも言うとらんのじゃろ。それでええんか？　きつい仕事しとるんと違うか？　飲食業のほうがカッチャンには向いとると思うけどな。今すぐにでも家の仕事したいんじゃないか？」

神妙に聞いていた一人息子は、苦しそうに言葉を出した。

「お袋の前に行ったら、絶対怒られる。それが怖い。もう二度とお袋に怒られとうないんじゃ。あの時の自分はパニックじゃった。あんな気持ちはもういやじゃ。お袋に怒られるって考えたら、よう戻らん」

「今のままの状態がこれからもずっと続いとったら、あのお母さんのことじゃからな、自分の老後の生活資金が確保できたら、それ以外の財産をどっかに寄付してしまうかも知れんよ。そしたら勝之君には遺産は一銭も残らんかも知れんよ」

息子は一瞬考えたが、すぐに、

「それは困る。困るわ」

と言いながら顔をあげた。

この話を聞いた美佐江さんは、三日前、定期預金の一部を解約し、自然食品の啓発活動をしているＮＰＯ法人に寄付した。

親しい人からの報告を聞いてから一ヵ月後の外来受診で、美佐江さんはこう話を切り出した。

「先生、うちの息子な、自分で家飛び出しといて、財産は全部受け取りたいらしいわ。笑える。世の中の厳しさ、これから教えちゃろう思とります。嫁をもらうとこうも信念や性格も変わるんかな」

「まあ、男は嫁はん次第って言いますからねえ。気持ちの優しい男の子ほど、嫁さんの意見に従うらしいね」

と調子を合わせた。

「そうじゃわー、先生。男の子の親はな、結婚したら婿に出したと思わにゃーいけんって、この前、店の板さんが言うとった。なんでも嫁の流儀になるんじゃて」

――そうらしい。

「親の心労、苦労は親の年にならんとわからん。ね、先生、そうじゃろ。もううちには息子はおらんって思うことにしたからね、私は。誘拐されて、身代金持ってかれて、結局返してもらえなんだと諦めようと思うとるけん」

そこまで具体的な妄想をしなくてもいいと思うが、そう思えば確かに諦められるかなと一瞬思った。自分の子供の顔が順番に脳裏を過る。

「そこじゃ、先生。今のお店は私が身体動かんようになるか、板さんが倒れた時にやめる。皆に十分な退職金払う準備はあるで。それでな、駐輪場にしよう思うとるんじゃ。場所がええからいっつも満杯になるで。それと貯金と年金で、ひと月五十万円はもらえる。豪勢でしょ、先生」

貯金が無くなったらどうするんだろうと心配したが、次があった。

「先生、介護つき老健施設って知っとる?」

——知ってますとも、もちろん。

「二千五百万円の入所料払って最後まで置いてもらうように来週予約に行くつもりにしたから、あとはそこでゆっくりするわ。駅前の駐輪場は土地だけでも六千万円にはなるからねー」

老健施設に入所して毎月十五万円ずつ支払ったとしても三十三年は置いてもらえる計算だ。そんなに長生きのつもりはないだろうから、大半をやはり一人息子に遺産として渡すのだろうか。ふとそんな風に思ったが、どうも僕は甘い。
「ボケて意識が遠のくようになったらな、先生、残ったお金はそこの施設に寄付するつもり。そうしたらきっと大事にしてくれるじゃろうし、葬式もしてくれると思うとる。葬式は形だけでもあの世に行く儀式じゃもんな。それで私の遺産はゼロ円。せいせいするわ」

僕は子供を谷に突き落として涙を拭いたライオンが目の前にいる気がした。

いとおしくて、いとおしくて

一、百人目の患者さん

心身医療産婦人科専門医の邑田尚也が自由診療で更年期障害の診察をするようになってちょうど百人目の患者さんが田代君子さんだった。自由診療外来では、後になって誤解があってはいけないので、電話で最初に予約を入れる際、診察代金をはっきりと伝えることになっている。初診代金は診察料二万五千円に薬剤料金が加わる。決して安くない。田代さんはそれを聞いても動揺した様子はなく、二つ返事で予約をしたという。

「夫と娘の仕草というか癖が、どうも気になって仕方ないんです。それを気にしていると、階段をどちらかが下りてくる音を聞いただけで、私、嘔吐するようになりました」

こんな第一声だった。

「夫のどんな癖が気になりますか？」

「全てです」

これはわかる。そんなことを言う更年期の女性を、前任地の大学病院で「女性不定愁訴・何でも相談外来」を担当していた際に、邑田は両手に余るほど診療してよく知っている。たいてい夫が定年してから、毎日家にいる。田代君子さんの夫もそうだった。一年三ヵ月前に会社を定年になって家にいるらしい。駿河湾のよく見える、この北加賀山記念病院に赴任して二年を過ぎたが、夫が病気の遠因や直接の原因となっている患者はこれで四人目だ。邑田はこういう患者の診察はどちらかといえば苦手な部類に入る。

「差し迫っているのは息子の結納なんです」

「それが何か問題ですか？」

「岡山に行かなければならないんですが、夫と新幹線の座席に隣どおしで座って三時間、岡山駅で乗り継いで在来線の狭い座席の隣にまた座って三十分の邑久という駅まで・・・」

「病気になりそうですか？」

「ちょうど会社を定年で退職する九ヵ月前、夫がオウッオウッと喉を鳴らしてお茶やジュースを飲むようになって、それを気にしていたら、私、気分が悪くなって意識をなくして、救急車に乗ってしまったんです」

こりゃー、病気だ。今や夫の全ての所作に田代さんの精神は反応して、一瞬にして病人が作られるほどになった。新幹線内の意識消失や地元の人ばかりの在来線での様子の急変は周りの人を確実に驚かせるだろう。臨時停車しかねない。そんなこと考え始めると、とてもじゃないが岡山には行けないと言う。よく話を聞くと、今まで救急病院には四回行ったらしい。一度は夫のオウッオウッ音が引き金だったが、あとの三回は娘の仕草への意識の過集中が原因だった。

「えっ、娘さんの仕草で意識が遠のくんですか?」

「とにかく髪の毛を指で梳くんですよ。長いストレートヘアでね、じっと見てると、しょっちゅう髪を梳いてるんですよ。それ見てると、動悸が始まって胸が苦しくなって、手がしびれて歩けなくなるんです。私、どうなっちゃうんでしょう」

「どうして今になってその癖に気づいたんですか? 前からあったんでは?」

母親なら娘の仕草や癖なんか小さい子供の頃からよく知っているはずなのにと邑田はその時は不思議に思った。

「それがある時突然なんです。それに気づいたのは。というか強く私の意識に刻まれたのは」

何度も病院では検査を受けたが、どこも悪くないと言われているので、脳腫瘍でもなければ狭心症でも貧血でもないことは明白だ。でも、夫と新幹線に乗れず、娘の姿をまともに見られないのは病気と診断するしかない。とりあえず、薬で治る病気じゃないことは診断できる。

「こんなこと、三年前までは全然なかったのに」

なんでだろうという困った顔つきで田代さんは邑田を見た。

話は三年間に遡る。大学を卒業してから田代さんの娘さんは親を説得してアメリカに行った。オクラホマ州のノーマンという町にある大学の経営学科の大学院に入れてもらい、石油の流通と経済効果についての研究をしたらしい。二年間だけという約束で資金を出したが、マスターを取得してから、ネブラスカ州のリンカーンという町に移り、仕事を見つけ、結局十三年間アメリカに滞在することになった。そこで何があったのか詳しく娘は話さないが、急に帰国することになったのだ。娘は三十四歳になっていた。帰国してからの二ヵ月は、十三年間を埋め合わせるように母と娘は常に行動を共にした。食事もショッピングも旅行も。うれしくて、うれしくて、夢のような日々だった。そんなある日、二人で外食して帰る折に、娘が珍しく車を運転すると言う。交差点の赤信号で停車した時、ふとハンドルを握った娘を見ると、なにげなく長い髪を無造作に指で梳いていた。

「私、これ嫌。この娘の癖、見たくない。やめて、やめて、もうやめて、見たくないの」

電撃が走るような考えが襲い、身体が硬い殻で覆われたような妙な体感とともにどうしようもないしびれと脱力感、それに不安感が押し寄せた。

理由はわからないが、娘の動作を見た瞬間、胸が沸騰した。家に着くまで動悸が止まらず、娘がそれから話した言葉は内容が理解できなかった。その日から、娘が髪の毛に手を当てるのが視野に入っただけで気が遠くなり、口が効けなくなった。倒れそうになった。

娘が帰国してからの二ヵ月は就職せずにのんびりと家で過ごしていたが、何も気にならなかった。だけど、このことがあってから、娘はなぜ仕事を探しにいかないのかと疑問に思うようになった。働きもせず、一日家にいる三十七歳の娘。

邑田の妻の真里は、音楽大学を卒業して実家のある磐田市に帰って就職せず、時折小さな子供相手にピアノなど教えているだけで、気ままな日々を送っていた。暇にまかせて入団した合唱団で邑田と知り合ったのだ。たまたま、早い時間に来た邑田が新しく渡された楽譜と一人で格闘していた折、二番目に練習場にやってきた新入団員の真里が譜読みを手伝ったことがきっかけだった。声楽科を二番の成績で卒業した真里にとって、邑田はなんともできの悪い団員で、自分がそんなレベルの低い合唱団に入ってしまったことをさぞかし悔いたことだろう。邑田は真里の美声に一瞬にして惚れてしまった。寝ても醒めても、頭の中を真里のソプラノの声が巡る。家からあまり外に出ないこの女性にどうにかして会いたくて、アルバイトとしての収入を得ていた病院の当直を断ってまでも欠かさず合唱団の練習に参加したのだ。その上、医学部時代にボイストレーニングをお願いしたテノール声楽家の紹介で、音大の講師の声楽指導を受けた。そのおかげで邑田は自分の意に反してではあるが、テノールのサブパートリーダーに指名された。三年後に真里は邑田の妻となった。

だから邑田の常識には結婚前の女性がどうしても仕事を持たなければいけないという信念もなく、そういう年代の女性は、母親と家事でもしながら花嫁修業するものだと、ぼんやり感じていた。邑田は一人っ子だから兄弟も姉妹もなく、同年代の人間の生態を真近に見たことがないから、仕方ないことかも知れない。

田代さんの娘さんが仕事を見つけようとせずにいつも家にいてもいいんじゃないかと邑田は感じたのだが、ここまで話を聞いて、一度は娘に面会すべきかも知れないと考え始めた。もしかして三十七歳の大人の女の引きこもりかも。少し病気の匂いがした。

「せめて昼間だけでも外にいてくれたら、娘の仕草を見なくて済むのに」

そんな思いが毎日、田代さんの精神を苛ますようになった。それからは、冷蔵庫のヴィィーンという音、電話の音、エアコンの音など家の中の全ての音に神経が研ぎ澄まされるようになり、気を失いそうになった。電化製品を次から次へ買い換えた。「聞こえないぐらい静かな音ですよ」と勧められて買った掃除機は、その静かな音に今まで以上に神経が集中するようになり、さらに気になってしまい、買い替えを後悔した。

救急病院に何度か運ばれ、もう限界かと考え始めた頃、突然娘は働き出した。アメリカで仕込んだ本場の英会話能力を活かした仕事だ。

一時間の面接で娘の話はほぼわかったけれど、とにかく来週の息子の結納旅行をどうするかだ。

「とにかくご主人と一緒の新幹線に乗りましょう。そしてご主人の姿が見えない席に移りましょう。でも気配もいやなら別の車両に行ってしまいましょう」

「先生、理由は？」

「結納のこと考えてたら夕べは眠れなくって。岡山までぐっすり休みたいから別の座席に行くねって言いなさい」

こんなのがベストなカウンセリングかどうか知らないが、そこに迫っている危機を回避するには何かやるしかない。邑田は産婦人科医師として十八年の経験があるが、夫としては九年、父親としては五年の経験しかない。人生の経験は、目の前で困っている田代さんの方が上だ。自由診療外来は、約六割の比率で人生相談の要素が入ってくる。邑田は自分よりも人生の先輩に、人生訓を垂れるのは、不遜な行為だと思っている。だが、担当医を父親や夫、あるいは兄のように感じて相談を持ちかける患者が産婦人科には多く、特に二十歳代後半の未婚女性や更年期世代には珍しくない。邑田は知らず知らずに親身になって時間を忘れて相談に乗ってしまうというところがあり、この病院に赴任した当初、病院経理からは金にならない診察だと責められ、これが病院長の耳にも届いた。ある時から邑田の「更年期・女性心身症外来」は保険診療から外され、自由診療扱いとすると一方的に事務から宣言された。この外来は前任者が作ったもので、それなりに人気があり、関東、東海地方一円から患者がやってきていた。前任者が燃え尽きて身体を悪くして病院を去ってからも、外来の評判はそのまま残り、大学病院で「ぐち外来」と呼ばれた「女性不定愁訴・何でも相談外来」を数年担当していた邑田が、部長の津山よりも適役と判断され、あとを引き継いだ。病院としては適役と考えたが、お金にならないのは誤算だったのだ。自由診療にしてからは邑田はますます時間をかけて一人の患者の診察をするようになったが、評判は良く、赤字にもならず、患者は感謝して病院の玄関を後にすることが毎度のこととなった。邑田は、診察終了時に患者から、先生とお話しをさせていただいてずいぶん良くなったような気がします、と言われるたびに深く腰を折って見送るのがいつもの光景となっていた。

田代さんは不安神経症、神経症性抑うつ状態、パニック障害、ヒステリー等、いろいろな病名がもらえる状態だ。すでに心療内科で抗不安薬や睡眠薬をもらっており、少しずつ飲んでいたので邑田は漢方薬を処方し、二週間後の再診を約束した。

人の仕草や声や、他愛もない音に理由もなくある時急に執着し、とらわれ、どんどん意識が集中するようになり、反射的に一定の症状が出てくる。動悸や脱力やしびれや、時には喋れなくなったり、言葉で表現できない嫌な体感を覚える。本人は辛い。邑田は田代さんを治す自信はなかったが、たっぷりと診療時間を使って、じっくりと語り合おうと決めた。自分にはそれしかできない。複数回の診察で、田代さんのこころの中で何かが変わっていくことを期待しようと思った。

二、更年期・女性心身症外来

邑田が産婦人科医になった頃は全国で三百五十人の妊産婦が毎年分娩で死んでいた。新生児死亡は二千人を超えていた。卵巣がんの女性は極初期の手術例を除いて、ほぼ全員が三年以内に死亡した。邑田は研修医として子宮がん、卵巣がん、絨毛がんの末期患者の担当となり、毎月のように見送った。分娩では出血多量となることもよくあり、止血製剤は今のように揃っていなかったため、新鮮血輸血しかＤＩＣを回避する手段がなく、それも機を逸すれば二度と元に戻らなかった。分娩は今よりもおそらく十倍は危険性が高かった。この十八年、自分が産婦人科医師になったことを後悔することはなかった。お産に立ち会う瞬間も、手術の最中も、不妊症の相談でも、邑田は充実した空間と時間の流れの中にいた。だが、この「更年期・女性心身症外来」はどうも勝手が違った。大学病院で、誰もが敬遠した「女性不定愁訴・何でも相談外来」を引き受けたのは、希望したわけでもなければ、研究データが欲しかったわけでもない。〝断れない性格〟のせいであった。これで子供の頃からずっと損をしてきた。二十歳を越えてもそれは災いした。

医学部最終学年の秋である。

「産婦人科の柿元教授が引越しするらしい。春日町っていうと君の住んでる近くだろ。暇があったら手伝ってあげてくれないか」

教務課の課長かなんかの職員に頼まれた。引越しの後、慰労会でご馳走をいただけるという、下宿生には垂涎のご褒美を鼻の前にぶらさげられて、断れるはずもない。引越しでは一日中うろうろしていただけで、大きな荷物を運んだという記憶はないが、夜に宅配されたご馳走をザーッと居間のフローリングに並べて車座になって対話をしながら、たらふく食べたことは映像と共に鮮明に覚えている。見た事もない豪華な寿司がこれでもかと並んだ。

その年の十二月に卒後進路調査があり、何も考えてなかった邑田は、その時の映像がなぜか頭に浮かび、希望入局先という欄に、ふと産婦人科学教室と書いてしまったのだ。ほかの同級生のような強い動機も信念もない職業選択であった。断れない性格で、今は人生相談の外来担当としての産婦人科医としての道を歩むようになってしまったのだ。

邑田が「陣痛発来トリガー因子としての胎盤四五〇〇ダルトンペプチドの妊娠三十七週以降の動態」というテーマの学位論文で医学博士を取得したその年の冬に、論文作成で指導を受けた柿本教授から「女性不定愁訴・何でも相談外来」を担当しないかと言われたのだ。断れなかった。

三、転　回

「娘が卵巣癌らしいんです」

それが、田代さんの二度目の診察での第一声だった。その言葉は邑田には想像をはるかに超えたものだった。だが、田代さんの様子からは最初の焦燥感や身体の小刻みな揺れはみられない。一見、ずいぶん健康を回復しているように感じられる。

「娘さん、まだ三十七歳でしたよね。癌ってほんとうですか」

「先週、一人で病院に行ったらしいです。変な出血が最近あったらしく、結構気楽に受診したらしいんですが、超音波で卵巣が両方とも桃ぐらいに腫れてるって言われたって」

この話では癌とは言い切れない。

「娘さん、手術とか決まったんですか」

「先生は、早く詳しい検査受けて、入院するようにって言ってくれてるんですけれど、娘は仕事が忙しいから、それを誰かに引き継ぐまで無理だと言うんです」

卵巣癌ならそれはまずい。とにかく一刻も早く取り出すべきだ。邑田が一番気がかりなのはクルケンベルグ腫瘍である。それは転移性卵巣癌で、気づかないボールマンⅣ型の胃癌の転移であることが多い。つまり卵巣の腫れが発見された時には、すでに余命半年ぐらいになっているのだ。だから娘さんは仕事がどうのこうの言っていられない。

「きっと、ようやくやりがいのある仕事を見つけて、面白くなってきたんでしょうね。だから放り出したくないんでしょうね。だけど、すぐに入院すべきだと思いますね」

田代さんはその日、娘が病気になることなどは考えたことがなかったとか、自分はどうしてやったらいいのだろうとか、夫はおろおろしてしまっているとか、案外本人が一番クールに見えるとか、いろいろな言葉で語った。

「娘さんを見ていてあなたの症状はどうなってますか」

念のために聞いてみた。

「それがね、先生。娘の病気のこと聞いた瞬間から、どんな仕草をしても何とも思わないんです。ドキドキもしないし、意識も遠のかないし、髪の毛に手を持っていっているのを見たら、娘がいとおしくて、いとおしくて・・・」

田代さんの瞳からは、あっという間に涙が溢れ出した。邑田は正視できない。

昔からこころの安定が失われて起きる身体の不快な症状をなくすのに、ショック療法などと呼ばれるようなものが行われてきたが、日本伝統医療ではそれを「移精変気の術」と名づけている。突然に別のものに意識が向くことで、それまでとらわれていた事象に全く関心を示さなくなるという人間の精神構造を治療に使ったものだ。田代さんの場合、自分の症状も苦しいものだったが、娘の病気へのこころの傾注は、その十倍以上の精神エネルギーを要したのだろう。自分の苦しみなど取るに足りないものとなった。初診時に処方した精神安定剤と自律神経調整剤を飲むことも娘のことを知ってから、すっかり忘れていたと言う。

「必ず、説得して娘をすぐに入院させます」

田代さんは、意志の強いお母さんの顔になって、しっかりとした足取りで帰っていった。

田代さんはこれでもう大丈夫だが、娘さんがどうなったのかその後のことはわからない。邑田はその後もさまざまな人生相談を兼ねた更年期外来を担当し、結局十年後に小さな街の郊外にひそやかな医院を開業したが、夫と娘の仕草に敏感となって発症する更年期障害には二度と出会う事はなかった。百人目の患者の話は今では夢だったのかもしれないと思うのである。

ゲハイム

「アルゲマイネ・ベフィンデン・ジント・グート」、「フィーバー・フライ、シュメルツェン・フライ」、「カイネ・クライム」という決まり文句を研修医一年生の僕はまず学んだ。経過順調な入院患者のカルテにはこの文言が毎日並ぶ。六月から産婦人科で研修医生活を始めた僕は、自分に割り当てられた患者さん以外のカルテも閲覧して勉強するように指導された。産科病棟には三十五人の入院患者がいるので八人の研修医一年生がそれぞれ四人ずつウンテン主治医として患者を受け持ち、分娩周辺期の管理や分娩立ち会い、切迫流早産の治療に当たっていた。研修医はなにせ素人のようなものだから、ベッドサイドに座り込み三十分ほども話したり、何度も訪床したり、患者のケアーはかなり濃厚になり、半日を要する。午前中はオペの第二介助（これは術創を広げる鉤持ちという役割で、同じ姿勢を続けていると知らぬ間に寝てしまう）か、外来の処置係（ひたすら外来で初診患者の問診をし、伝票の指示に従って採血や点滴をしたり、尿の妊娠反応を繰り返す役割）で出ずっぱりだから、自分の受け持ち患者を見回る時間は午後から夕方となる。

研修医にとって夜の時間がようやくデューティーを終えて、受け持ち以外の患者さんのカルテで勉強する時間となるのだ。遅くまで患者のケアーに頑張る真面目なオーベン（二）医師や、受け持ち妊婦の分娩に立ち会うために残っているオーベン医師がにわか教師となる。

その日僕は三十九歳の高齢妊婦（昭和五十年代前半は三十五歳以上は高齢妊婦であり、ある意味、分娩の危険因子とみなされていた）の道川静代さんのカルテに興味を持った。

「このムルチパーラ（三）の人なんですが、分娩歴の表に四角にマーキングしてあって、赤文字で大きくGeheimと書いてあるんですが、これドイツ語ですか?」

隣で何冊も積んだカルテに几帳面な文字を書き込んでいたオーベン医師の沖村先生は顔をこちらに向けることもなく、さらっと

「秘密にしてくれって患者本人から言われたことがゲハイムや。誰にも秘密やで。本人だけのひ・み・つっちゅうことやなー」

そう言うとこちらに顔を向けて、笑いながら口に指を当ててシーっという仕草をした。

「先生、でもこれは分娩歴ですよ。分娩歴がゲハイムって何ですか？　しかもわざわざ赤文字になってるし、四角の囲いも赤線になってますよ」

「よー知らんが、なんか特殊事情でしょ。関わらん方がええよ」

僕はその賢明で良識派の沖村医師の助言に従った。道川さんの分娩はその四日後だった。僕はその分娩の見学はできなかったが、分娩時間三時間半という、安産の見本のような分娩だったらしい。

翌日、僕が午後一番に切迫早産で治療中の自分の受け持ち患者のベッドサイドに行くと、分娩後でベッドを移動した道川さんがちょうど隣にいた。

「いいお産だったみたいですね」

僕がそう話しかけると、道川さんはにっこり笑って、

「楽に産ませていただきました。ほかの研修医の先生が二人横におられましたよ。先生は来られなかったの？」

研修医のくせに分娩の見学もしないで、と不勉強を責められているように感じたが、

「ちょうどオペに入っていたので、道川さんのお産を見学させてもらって勉強したかっ

たんですが、残念です」

と返した。

言い終えた時にちょうど道川さんの夫が面会に来たので、会釈すると、

「いやー妻のお産は心配でした。三十九歳で初めてのお産でしょ。高齢の初産は難産になるって聞いていたので、この一週間は心配でよく眠れなくて。陣痛が始まったって連絡があって、ずっと手を合わせて祈ってました。祈りが通じたんでしょうか、理想的な安産のお産だったって聞いています。先生方のおかげだし、まあ妻の日頃の心がけがよかったのかもと思ってます」

ゲハイムの事情が何となく見えた気がした。道川さんの分娩歴には二十歳、二十三歳で女の子、二十八歳で男の子を普通分娩で産んだ事が赤文字で記されていた。


人の言葉を素直に信じる心に、汚れのない夫に幸あれと、僕は本気で祈った。

（一）オーベン：上級、指導的立場という意味
（二）ムルチパーラ：経産婦のこと

下腹痛

高校生の女の子を救急外来に連れてきたのは母親だった。

生活費のため地方の公立病院産婦人科の当直をひと月に数回請け負っていた僕は、その日、夕陽が山の端にかかる頃、病院の玄関をくぐった。

産婦人科医長はすでに鞄を抱えて玄関横の長椅子に座っていたが、僕の姿を確認すると、手を頭の横で大きく振りながらドドッと音が聞こえんばかりに駐車場に去った。

築四十年は経とうかという病院の暗い廊下の奥の産婦人科の外来ブースに呼ばれたのは医局に当直バッグを置いて、冷蔵庫から出したグレープジュースをぐっと飲み干した直後だった。外来で僕は、やや豊満な体型の女子高校生と対面した。

「こんにちは。さて、どうしたのかな?」

腹痛と聞いていたが、あまり痛がっていない様子の患者の横から母親が、

「内科の先生がお腹が腫れているので卵巣嚢腫のような物かもしれないからまず産婦人科で診察してもらうようにと言うので・・・」

（なんでこんな十代の女の子が産婦人科やねん）、という心の声が母親の口調から聴こえてきた。

「お母さん、ちょっと待っててください。内科の先生に連絡取りますので」

首を傾げながら内科の医局に行くと、当直医は大学の一年先輩の学年に当たるグリークラブで一緒に歌っていた阿佐木先生だった。

「今、外来に来ている高校生なんですが、先生が初めに診察されたんでしょうか？」

合唱のパートがベースだった阿佐木先生の声は魅力的な低音で、今はふさふさしたあご髭がトレードマークだ。

「肥満体でわかりにくいけれど、よく診ると腹部が大きく腫れていて、圧痛もあるので、でかい卵巣嚢腫の茎捻転もありうるかなーと考えて対診にした。専門外だからいいかげんな診断かもしれんが、産婦人科もあるかも知れんから。今日の当直は君か、頼むな」

特に採血もレントゲンもしていないらしい。医局を出て外来へ戻ろうと歩いていると、

遠くから、「先生ー」と看護師が呼びにきた。

「別に急いで呼びに来なくてもいいよ」

「でも先生、お腹が痛いって、あの子顔を歪めてるんですよ。早く来てください」

と少し困り顔だ。

こりゃーほんとに卵巣嚢腫が捻れてるのか、部分破裂かと考えながら、あるいはもう結構な腹膜炎も併発しているかも。ドキドキしながら外来へ入るや、僕はできるだけ平静に指示した。

「すぐに診察台にあげて！　ね」

そう小さく叫んで、心配そうな母親に、内科の医師と相談したことを告げた。

「お母さん、娘さんいつ頃からお腹痛くなってきましたか？」

「今日は普通に学校に行って、三時半頃に帰ってきたんですけど、それからすぐぐらいだったような」

「娘さんにほかにいつもと変わったことは？」

「私は気づきませんけれど。あんた、なんかある？」

娘に問いかけるが、娘は無言。

緊急手術が必要な事態はいやだなーと思いながら、勇気を持って診察した。婦人科内診台に乗ってもらいながらお腹の上からゆっくりと触ってみると何やらゴッゴッとした塊や柔らかい部分がある。少なくとも腹水ではないことはわかった。そして内診指がコツンと固い物に触れる。

内診所見に一瞬、自分を疑ったが、すぐに確信に至った。

「お母さん、入院してもらうことになりますけど、いいですか？」

「え、手術ですか？　先生」

「病棟で詳しく説明しますので、まずは入院してください。絶対に入院がいるんです」

そう言うと、僕はすぐに病棟に走り、助産師に応援を求めた。

「すぐ、準備して!!　急いで!!」

廊下で不安そうにしている母親に、

「すぐにお産になります。赤ちゃんはもうそこまで来てますので。お腹の痛みは陣痛です」

呆然として言葉を失っている母親に早口で現状を報告して、すぐに分娩室に引き返した。見る間に拝臨し、発露した。

「今、君はお産をしたんだよ、元気な男の子だ」

お産をした張本人は、母親と同じ顔で呆然としている。その第一声は、

「あー、お腹が痛かった」

そして、

「なんか、ごぼごぼって出たね」

教科書に載せたいくらいの安産だった。母親に笑顔で挨拶すると、

「ただ太ってきたとばかり思っていました。先生、ほんとうに恥ずかしいです」

と言う。

新たに母親となった女子高校生本人も、この腹痛が陣痛だというものがわかっていなかった。そりゃあそうだろう。妊娠したということもよくわからず、お産をするという現実味もなかったわけだ。だから誰かに相談しなければならないという発想に繋がらなかった。幸い、妊婦検診に一度も行かず、百パーセントの安産を迎えた。実に幸運なお産だった。

本人も家族も唖然とさせた陣痛初来を診断したのは、産婦人科医師人生で、後にも先に

もたった一度、この時だけである。

大きな腫瘍がある

「広島から来ました。仕事が忙しくて、やっと今日来れました」

前田よし美さんは三年も前から胸がドキドキすることがあり、二ヵ月前からは六時間以上続くようになったと言う。僕の外来にはこの頃、日本各地から、ご苦労と思うが半日もかけて来てくれる患者さんが増えている。香港からは伊丹国際空港に直行便があるから、時間的には半日でやって来られるが、八丈島からはとりあえず前日に東京に来て、翌日新幹線で大阪入りするらしい。北海道の釧路のもっと東からの患者さんはやはり札幌で前泊して伊丹に飛んでくるのだそうだ。ロサンゼルス在住の患者さんはＮＨＫ ＢＳ放送で僕の出演した医学番組を観て十時間の旅をして受診したが、さすがに二週間後に再診とは言えなかった。

広島に住む前田さんは雑貨小売店で販売を一切任されており、なかなか休みが取れなかった。どうやら胸のドキドキが少しずつひどくなったため、これは普通じゃないと思い始めたようだ。五十五歳という年齢を考えて、「更年期外来」のある病院を探して、僕がヒットしたようだ。朝かなり早い時間の新幹線で新大阪駅に着いて、探しながら高槻の病院にやってきた。

「胸のドキドキは突然きますか?」

「いいえ、何となく感じ始めてずっと続きます」

「ドキドキする時、顔がカーっと熱くなったり、汗が噴き出しますか?」

「いいえ、そんなことはありません」

少しずつ更年期障害の色が薄くなってきた。そこで、もう一つ質問した。

「心配事があったり、不安感があると胸がドキドキしますか?」

「普通ありますけれど、このドキドキは心配な時のドキドキじゃあないように感じます」

ドキドキし始めると最近は六時間以上も続くとのことだが、その口ぶりでは一日中感じている日もあるらしい。確かに更年期障害の症状として動悸や頻脈はよくある。僕は前田さんとよく話をして、どことなくこれまで診てきた患者さんとは違う印象があった。見当違いかもしれないが、心電図と胸部単純レントゲン撮影をオーダーした。

「動悸は心臓の病気とか、甲状腺の病気でも起きますので、そういうものだったら心配ですので胸の写真と心電図の検査をこれからしますね」

小一時間経ってから検査用紙とレントゲン写真が帰ってきた。心電図は見慣れた異常のない波形がそこに並んでいる。レントゲン写真をシャーカステンにカシャンと付けた途端、僕の胸が動悸を打ち始めた。心臓の影の横に普通じゃない大きな腫瘍の影がある。これはかなり大きい。僕は呼吸器内科の外来に走った。

「先生、ちょっといいですか？」

内科処置室の中にずかずか入って、若そうだがしっかりしている印象の医師をつかまえて訊いた。

「この影ですが、これは何だと思われますか？」

じっと見入っていた医師は、

「縦隔腫瘍でしょうね、大きいですね」

怪訝そうな顔でそう言うので、簡単な経過と今日の初診に至った事情を話すと、

「産婦人科を受診されたとは驚きですね、普通内科じゃないですか?」

と、普通の反応を示した。いずれにせよ胸部外科への紹介だろうということになり、すぐに外来に戻り、前田さんに状況を説明すると、何か覚悟でもしていたのだろう。

「それでは先生、広島の総合病院宛でお願いします」

と冷静に答えてくれた。僕の方がおろおろしてしまっていたが、僕の紹介状を持って帰って行った。

二ヵ月後、紹介先の担当医からの返事は、縦隔腫瘍の摘出手術後化学療法中との内容であった。病理組織では悪性度が強い間質系の未成熟な腫瘍とのことであった。

「更年期外来」は油断できない。緊張の連続だ。

八三〇グラムの命

僕が産婦人科医師になったのは一九七九年の六月で、その時から産科・周産期医療（いわゆる妊婦さんの管理をしてお産に立ち会い、新生児とともに退院していただくまでの医療）に二十六年間携わってきました。新米の産婦人科医は、目の前のお産で赤ちゃんの命やお母さんの命が失われるのを少なからず見てきました。もちろん懸命に救命処置を講じましたが残念な結末を迎えた場合があったわけです。二〇一四年の時点で新生児死亡（分娩後二十四時間以内に死亡する）は千分娩に一例ぐらいになっていますが、昭和五十年代前半は今の十倍以上の頻度だったと思います。その要因の一つは〝早産〟の小さな赤ちゃんを救えなかったからです。

「双子のお産やってみるか？」

産科病棟医長が僕に初めての双胎妊婦さんの主治医を割り当ててくれたのは、僕が医者となって約半年経った十一月の終わりでした。関森京美さんという妊娠二十二週の初産婦さんです。一週間前からお腹が張るのと、昨日少量の出血があったとのことで、その日の午後から入院となりました。切迫流産の患者さんは何人も主治医として治療していたので、通常通りの治療計画を立てましたが、その人は双子の妊娠でした。かといって切迫流産には何も特別な治療法があるわけではありません。一にも二にも安静を守っていただくしかなく、主治医は退屈な入院生活に少し変化を覚えていただくために、何度も病床に足を運び世間話をするぐらいしか手はありません。絶対安静で、子宮が硬くなるのを止めるための薬を飲んでいただいていましたが、徐々に腹部緊満感を覚える回数が増えていきました。

「なんとか安静を守って三十二週ぐらいまではお腹の中にいてもらいましょうね」

と僕は毎日呪文のように繰り返していました。なぜかと言えば、九ヵ月に入れば保証はできませんが早産になっても赤ちゃんが助かる確率は高くなるからです。絶対安静というのは、何をするのも全てベッドに寝たままです。入院患者さんにとって、こんなに精神的に苦しいことはありません。歯磨きや食事の際には横に向くこともできますが、基本的に

一日中天井を見ていなければなりません。そんな日々を一ヵ月も我慢して過ごしていただきました。ところが・・・・

妊娠二十七週を少し過ぎた頃、その日は起床時から腰が重いと言われました。あまり切迫した様子はなく、僕は午前中の外来外回りの役割担当があったので患者さんの顔色をみてから、八時半には産婦人科外来で初診患者さんの問診を始めていました。十時です。産科病棟から電話が入りました。

「先生の患者さんですが、分娩室に入られましたよ」

と看護師からの連絡です。

「今日僕はお産の患者さんは受け持ってないけど、急に当たったの？」

と返すと、

「関森さん、先生の担当でしょ？」

と言いながら、電話口で音量をかえて誰かに、

「関森さんの主治医の名札見て～、後山先生違ったっけ」

と叫んでいます。

「あ、それなら僕、僕」

なんで分娩室なんだろうと訝りながら、

「すぐ行くけど、誰か付いていてくれてる？」

と聞くと、

「長田中先生が診察して、すぐに分娩室に移すように指示が出た」

と言うのです。えっ？

分娩室で助産師にてきぱきと指示していた病棟医長は僕を手招きすると、

「陣痛が来とるし、もう三横指開いとる。もう止まらんからお産にするで。それと、先進部はお尻や。一人目のお産は逆子のお産やけど、やったことある？」

「骨盤位分娩はまだ経験ありません。何度も本で勉強しましたけど」

僕は即座に答えました。

「なら初めてやけど、やってみ。そばにおるから」

赤ちゃんは普通は頭から出てきます。頭位分娩と言います。この普通の分娩様式に比べて逆子のお産、すなわち骨盤位分娩は異常分娩に分類され、皆さんはあまりピンとこないと思いますが、頻度は二十人に一人ぐらいですが産婦人科医にとってお産の難しさは五十倍ぐらいです。最近の話ですが、我が娘の子は二人とも骨盤位が修正されなくて、二回とも帝王切開でした。

僕にとって、急に二十七週で産気づいた関森さんの双子の第一児の骨盤位分娩は、この半年立ち会わせてもらった普通のお産に比べて、天文学的に困難と思えるものでした。そしてそれが突然やってきたのです。

「診察してみ」

病棟医長に促されて先進部を確かめるとお尻です。

「単臀位です、先生」

「おー、一番やりやすい恰好や、お前運ええ奴やなー」

ほわーんとした指導医の言葉に、泣きたくなるが、助産師はおかまいなしに、

「先生、もうほぼ全開してます！」

否応にも臨戦態勢になる。

「よっしゃ、ゆっくりやれよ、教科書通りやで」

どんどん子宮口は開き、あれよと言う間に十一時半にはほぼ排臨(二)です。

「ええか、引っ張ったらあかんで。押し込め」

経験豊かな病棟医長の言葉に忠実に従って、陣痛の頂上で赤ちゃんのお尻がぐっと出て

きそうになるのを僕は力で押し戻します。

「関森さん、気張りたいやろうけど気張ったらあかんで。我慢して」

そうなのです。骨盤位の分娩では妊婦さんは最後まで気張りたいのを我慢しなければなりません。中途半端な時期（普通分娩では気張るのにぴったりの時期ですが）に気張ると、赤ちゃんの腕や肩が子宮口に引っ掛かって分娩が停止してしまいます。

非常に強い圧力で先進部のお尻が飛び出すほどになりました。逆子のお産の機が熟しました。いよいよです。次の陣痛で、僕は赤ちゃんのお尻に手を当て、教科書通りにぐるっと回すことにしました。教科書に載っている横八文字型娩出術で体幹と肩、上肢の解出をし、すぐにブラハト（二）に移行して頭部を出す。手間取ればファイト・スメリ（三）も使うという具合だ。頭の中での予行演習は完璧です。

すると突然次の陣痛がきました。

「さあ、関森さん、ゆっくりと気張ってみて」

そう言って、赤ちゃんのお尻に手を添えた途端、僕の手には赤ちゃんが乗っていました。産婦人科の僕が介助する間もなく、あっという間に、自然に、じょうずに小さな赤ちゃんは逆子のお産を終えていました。

「すぐに破膜して！」

と言う病棟医長の声で、僕はコッヘルをつかみ、第二児の卵膜を処理すると、その子も次の陣痛でスルッと出てきました。

僕の産婦人科医人生で初めての双子分娩兼逆子分娩は、僕の手を添えることなく、無事に終わったのです。〝あの先生に足で蹴られただけで済んでよかった。手にかかったら命が危ない〟という落ちの落語があります（上方古典落語ちしゃ医者）が、この二人の赤ちゃんは僕の手にかからなかったのです。

一人目が八三〇グラムで生まれた女の子で、二人目が七六〇グラムの男の子でした。昭和五十四年当時、一〇〇〇グラム未満の未熟児は生きる望みはほぼありません。それでも医局のスタッフは保育器に収容して酸素を流し、器内の湿度を七十パーセントに保ち、臍帯の細い血管から点滴を入れ（これは僕がしました）、懸命に救命に努めました。僕はきっきりという言葉が相応しいほど夜中もずっとベビールームに住み込んでいたような生活でした。その頃のベビールームのスタッフだった若い看護師の顔や仕草（もちろん名前も）は今でも覚えています。夜中に何度も赤ちゃんの様子を見にいくので、そのたびに休憩ルームでお菓子をもらい、コーヒーをいただきました。

第二児の男の子は四日目に死亡。呼吸不全でした。この週数での出生では十分に肺を膨らませる機能が備わっておらず、サーファークタントというその肺胞成熟物質の治療薬としての開発もなかった時代でしたので、まさしく〝持って生まれた生命力任せ〟でした。第二児は残念ですが、その生命力が足りなかったということでしょう。若い母親の悲しみは想像できないぐらいだったでしょうが、事前にかなり悲観的な話をしていたことで、覚悟ができていたようです。

「もう一人の子が頑張ってくれてるので、私は大丈夫です」

と、できるだけの笑顔を母親は返してくれました。

最初に生まれた女の子は「望美」ちゃんと名付けられました。生後六日目から一週間も黄疸の治療のため、青い光を浴び、ミルクを管から飲んでも吐き、体重は八〇〇グラムから動きません。それでも手足をばたばた動かし、生きていることをアピールしています。産婦人科医の心配をよそに、新生児医学の常識をあざ笑うように、望美ちゃんは成長していきました。翌年を迎え体重が一五〇〇グラムを超えた時には、すっかりベビールームのアイドルとなり、退院後に通ってきてくれる母親としばし楽しい時を持ち、ふくよかな赤ちゃんらしい外見の二五〇〇グラムでついに退院となった時は、こちらが恐縮するほど感謝されました。

当時これはとんでもない事態でした。八三〇グラムの出生体重で、新生児専用の集中的な高度医療ユニットで特別に先進的な医療を施したわけでもないにも拘らず（当時は今の新生児医療水準とは段違いで、早期産の超低出生体重児の生存退院率は、曖昧な記憶だが五パーセントほどのレベルだったと思う）、大きな合併症なく、母親に抱かれて退院できたのは奇跡だと言えるでしょう。しかも主治医は産婦人科一年生の私ですから。僕は教科書には書かれていない生命の不思議議を見た思いでした。

奇跡のように生きてくれた女の子関森望美ちゃんは、そろそろお母さんになったでしょうか。

（一）排臨：分娩の際に先進部が陰裂から見え隠れする状態
（二）ブラハト：逆子の分娩をする際の産婦人科技法の一つ
（三）ファイト・スメリ：逆子の分娩をする際の産婦人科技法の一つ

あんた、この頃人が変わったよ

手術室勤務となってから十年目を迎えた本年四月から主任に昇任した滝本めぐみ看護師はやる気満々だった。ところが、主任に昇任した頃の予定月経一週間前から次第にいらいらして怒りっぽくなり、知らぬうちに勤務中に部下を叱りつけてしまうようになった。

「先生、部下を叱るなんて、それは私じゃないです」

——多重人格じゃないんだから、私じゃないと言われても困る。

手術室の看護部長はなぜか医師たちからカミソリと呼ばれていた。そのカミソリに最近、

「あんた、この頃人が変わったよ」

と言われ、僕の外来に行くように指示されたという。

清潔の器械出しとして手術に付いてくれたことはないが、詰所で勤務表を睨んでいる様子を僕は前から知っていた。やさしい笑顔で、いつもおっとりしている印象があった。治療には関係ないがスタイルもいい。

「ときには自分が何を考えて何を言っているのかわからなくなることがあるんです。『あんたこの頃人が変わったよ』と言われたその言葉に落ち込みました」

人が変わるのは月経前の三日間ぐらいらしいが、それ以外の期間は、僕が知っているように非常に穏やかな性格だ。月経が始まりそうになる頃から月経開始までは別人のようになるので信頼を失いかねないし、自分がいやな人間のようで、困っているらしい。

カミソリは電話で私に、

「この子、主任として適任で、皆に信頼されているので、なんとか治してよ、先生。このままでは仕事に支障をきたして手術室での人間関係も悪くなるんじゃないかな〜」

と、年下の僕にため口でお願いをしてきた。

滝本看護師は自分でも途方に暮れているようだ。

漢方薬はぴたりと嵌ると驚くほど効果があって、治った時に清々しい健康感がある。全てがそうじゃないが、症状が強いとその傾向が明白にわかる人がある。

〝月経が近づくと人が変わる〟というのが診断の決め手だ。月経前不快気分障害PMDD（premenstrual dysphoric disorder）と診断した。ぴったりと証が一致するわけではないが「桃核承気湯」という漢方薬を処方した。治療がうまくいかなかったらカミソリに怒られるので恐怖を感じたが、次の月経後に受診してもらったら、

「落ち着いた気持ちで勤務できました。部下を叱ることはなく、普通に働けました」

とニコニコしている。僕が知っている、おっとりした性格の滝本めぐみさんになっていた。著効とはこのことだ。なかなか出会えない臨床症例だ。

滝本看護師にはその後手術室で会うたびに感謝され、カミソリからは〝先生、名医！〟と持ち上げられ、その後手術室での僕はずいぶん働きやすくなったことは言うまでもない。僕は著効例を経験できて、手術でわがままが言えるようになり満足した。ウインーウインの関係というやつだ。

気を良くして、それからは月経前不快気分障害に次々に桃核承気湯を処方したが、滝本めぐみさんを超えるほどの著効例にはまだ出会えていない。

五ドルのミニ講義

夕焼けで研究室の窓が紅く染まり始めた頃、ようやくその日の実験のデータが揃い、明日一番のスパイビー教授とのリサーチ検討会を何とか乗り切れるかなと考えていると、

「先生、私達にこれから授業をしてもらえないでしょうか？」

と二人の女子大生が実験室のドアから顔を出して、小声でこちらに話しかけている。

「教授に用事？」

「いいえ、先生に」

まっすぐに私を見ている彼女は皆からジョッシュと呼ばれており、私はそれが本名なのか、ニックネームなのか知らない。アメリカで生活した人ならば誰でも経験したはずだが、なぜか彼ら、彼女らはほぼ百パーセント、ニックネームやミドルネームで呼び合う。我が

妻もどこでどうなったのか現地の仲間内では〝ヌックス〟と呼ばれていた。教授は私をいつも〝ウショー〟と呼んだが、妻に話しかける時は〝オクサーン〟と言った。

どうにもニックネームには違和感がある。そりゃー、日本でも子供時代にはニックネームが主流だ。私は〝タックン〟であり、友達は〝モンキー〟や〝ヤッコ〟だった。だがそれは自然に卒業するのが当たり前で、同窓会では復活するが、大人になってから初めて知り合った職場の仲間や、とんでもないことに上司に向かって「よっちゃんいますか?」とか、「あっちーは今日は東京へ出張です」なんて言わないだろう。アメリカ人はこれが平気だ。私はスパイビー教授の下で研究をしていたが、誰も「ドクタースパイビーに用事があるんですが」とは言わない。「Is Olin there?」と言って部屋に来る。彼はオリンと呼ばれていた。〝おりん〟とは、日本の時代劇の女忍者か、越後屋の娘か。私は滞米中どうしても教授をオリン君と呼べなかった。

ドアから首を突き出しているこの女子大生はコスタリカかエクアドルか、あるいはバハマかの中米に位置するいくつかの国のうちのどこかの出身だった。小柄でエキゾチック。

「あのー、授業してもらえませんか?」

「何のこと?」

彼女は夏休み中、この研究室に来て実験法を私からいくつか学んだ。友人と一緒の時もあった。こういう場合は、親切に教えるものなのだろうかと、よくわからないまま、まあ日米友好と思いながら、時間を作って教えた。私は、大学から給料をもらっていたれっきとした教官（faculty）であったから、自分の研究以外にこういう教育にも携わらなければいけなかったのだ（と勝手に考えていたが、実際はそういう義務はなかったのだ）。

アメリカの中西部といわれる地域には、オクラホマ、カンザス、ネブラスカ、オハイオなど十州ほどが所属し、オクラホマ州立大学は一八八九年に創立されて百年以上が経つ。私はちょうどそのセンチネルイヤー（創立百年祭）の年に留学し、大学のあるスティルウオーター市に家族と住んだ。この大学の Physical Science II というセクションには十七名の教授と六名の助教授がいた。私のようなリサーチアシスタントといわれる、日本では助手のような存在が十四名と、大学院生が八名、それにリサーチテクニシャンと呼ばれる研究技術者が私についてくれ、ジェームス・ダニエル・スタイル（やはりニックネームで〝ダン〟と皆は呼んだ）を代表に九名いた。そのトップが穏やかな紳士のケピー教授（主任教授：department head）だった。日本の大学のスタイルでいえば大講座制というやつだ。

研究内容はそれぞれの教授で天地ほども異なるが、実験装置の貸し借りは自由で、我が研究室に薬品まで借りに来ていた教授もいた。リサーチアシスタントには中国人も、南米人もおり、たまたま日本人が一人いた。これがドクターウスイだった。岐阜県出身で、生理学の研究者だ。私達がスティルウオーターにやってきて、日本人家族はやっと三世帯となった。大学の人事には選挙はなく、人事委員会等で広く全米から人材が集められる仕組みになっていた。スパイビー教授はボストンのハーバード大学でリサーチアシスタントだった頃に、推薦されてここに教授として来たのだ。彼の得意分野である「酵素キネティクスにおける基質チャネリング」は世界で三、四人しか取り組んでおらず、酵素学分野では貴重な存在である。極めてマイナーな研究分野だ。学術雑誌の最高峰であるネイチャーへの論文掲載を狙うような血走った研究者は見向きもしない領域だ。私は世界でも珍しい生化学の分野にいた医学研究者だったものだから、風変わりなスパイビー教授によるハンティングとなったわけだ。大学人事とは別に主任教授だけは自分達で投票して決めるらしい。私が教官でいた時にちょうどその「主任教授選挙」が行われた。スパイビー教授は、立候補した三人のうちで、人格者のケピーに主任教授になってもらいたかったので、何度か投票前にほかの教授たちの部屋を訪ねていた。このスパイビー教授から私に命じられた研究テーマは「心筋ミトコンドリア膜上のコンプレックス１への基質受け渡しにおける脱水素酵素間の複合反応チャネリング速度論に関する研究」であった。普通に生活している人々にはどうでもいいことであり、毎年のノーベル物理学賞、化学賞、医学・生理学賞の受賞対象となった研究テーマが私達にはちんぷんかんぷんなのと同じぐらい、わからん内容だ。

そんな研究テーマさえ理解できないことをやっている生化学の教官に、エキゾチックな女子大生が何をお願いするんだろうかと訝っていると、

「来週試験なんです」

「何の試験？」

「Biochemistry のうち、生物構造、細胞内単位、酵素反応の分野で、三回試験があるんです」

「ほーそりゃー大変だ。勉強しなきゃね」

「絶対に合格しなきゃいけないんです。最後の一年にかかってるんです」

とのことだ。

「来週の試験で、そのはずみをつけたいんです」

アメリカの大学生は皆卒業に全力をかけている。いくつかの試験に合格し、論文を作成

しなければ卒業はできない。だから日本の大学生の十倍以上は勉強している。

「先生には酵素学の基本的なところを講義してほしいんです」

そういって、この中米女子大生は部屋に入ってきた。

「ここに先生への講義料ファイブダラー（＄5）あります」

と言う。見ると、手にくしゃくしゃの一ドル紙幣を何枚か握っているではないか。こんな光景は私がいた大阪の私立医大では見たことがない。

「講義に対するフィーって何で？」

そう聞くと、彼女は涼しい顔で、

「だって、お願いして講義してもらうんだから、これは先生の正当な報酬です。五人が授業してほしいんです。少額だけど、だめですか？」

金額の問題でもなければ、講義料金をもらって時間外の補修授業をすることへの後ろめたさでもないが、アメリカの大学生としてはこれは当たり前のことなのかと驚きもし、感心もした。後日、私の研究をサポートしてくれているリサーチテクニシャンのダン君に話すと、

「そりゃーよくやることだよ、普通の大学内の風景だよ」

と即答だった。

国家試験を三ヵ月後に控えた私の医学生時代。ちょうどアメリカに来る十年前だ。すっかり講義も卒業試験も終わってしまい、ただ国家試験を待つのみとなった時期に、どうにも不安になり、医局の先生方に頼み込んでカリキュラム外の補習授業をやってもらった。九割以上の出席率で、うちの学年にはこんなに同級生がいたんだと実感した瞬間でもあった。そういえば、私達はその時協力していただいた教官の皆様にそれなりに感謝の気持ちは持ったが、一円も報酬を渡さなかった。アメリカ留学のある教官もいたかも知れない。私達の非礼を許していただけるだろうか。今、それを一人で反省している。

「国家試験対策に補習授業をやってくれなんて、前代未聞じゃー」

と言われ、断られた医局もあったが、多くは比較的好意的に受け止めてくれ、メジャー教科の教官は全員がボランティアで臨んでくれた。ありがたかった。多忙な日常の医療業務や学術活動の合間に準備をして、その年一回きりになる特別の講義してくれた先輩の先生方には、改めてこころからの御礼が言いたい。その後、アメリカから戻り、出身医科大学の講師や助教授に私がなった頃にはもはや学生からは一度も私達がしたような申し出はなく今に至っている。最近の医学生は優秀なのかと思っていたが、国家試験で不合格になる学生が少なくなったわけでもない。申し出てくれれば少なくとも私だけは勇んで講義をやってあげるのにと考えているのだが。

その日、実験を六時過ぎに片付け、ぞろぞろとやってきた五人の学生（新四年生）相手に、私の力の及ぶ範囲で、たどたどしい英語と身振りで、絵を描きながら、生化学の酵素学を講義した。二人は生体科学部の生命科学科、一人は農学部の園芸化学科、一人は薬学部の薬理学科、あとの一人がエキゾチック女子大生で生体科学部医学応用化学科である。そんな五人がPhysical Science IIを選択していた。一八八九年の創設時のオクラホマ州立大学は農学部であり、大学名はOklahoma State University School of Agricultureである。学生数は三百人ぐらいだったが、今は二十二学部七十八学科の学生数二万二千人の巨大校となった。今でも農学系は全米をリードしている。だから、農学部とか生体科学部とかの学生が多い。残念ながら医学部と歯学部はなく、それはオクラホマ市の南にあるUniversity of Oklahomaに設置されている。数年前になるが、大規模の竜巻が襲って多くの被害者が出た、あの辺にある。

四十分ほどの講義のあと、果てしなく続く質問に辟易し（南米やアジアやロンアや、出身がばらばらで、ついこの前まで英語を喋らんかった子供たちで、よーわからん発音の学生がおり、困った。こっちもへらへら笑いながら、話題を別の実験のことに強引に持っていったりして誤魔化すのが難しいのだ）、何とか解放してもらったのは午後九時だった。その間、掃除のお兄ちゃんやおばちゃんたちが入れ替わり立ち替わり入ってきて、手際よく仕事をこなしながら講義の様子を眺めては近寄ってきて二言三言話しかけてくる。そのたびに、

「small group complementary and supplementary lecture for their coming examination」

と答えなければならなかった。

「good luck!」

と元気に声かけをして去っていったクリーンボーイやクリーンレディーには後々いろいろ話かけられるようになり、仲良しになってしまった。てきぱきと見事なプロの仕事をこなすこの人たちにある種敬意を感じるほどだった。この人たちの仕事時間は毎日午後五時

からほぼ夜中までだ。

学生の五ドルレクチャーのその日、帰宅する頃には研究棟の重いドアには全て鍵がかけられており不便この上なかったが、警備員のいる正門を通って彼らに笑顔を振りまいて外に出た。この警備員たちも午後六時には全ての建物の施錠を行う。そしてその後に何度も巡回を繰り返している。やはりプロの仕事だ。プロといえば、OSU Police（オクラホマ州立大学警察）がとにかく休むことなくパトカー巡回をするのにも頭が下がる。大学構内は一つの町を作っているので、道も建物も複雑でさまざまな使用目的の施設がある。陸軍も警察も銀行もホテルもショッピングセンターも構内にある。だからOSU Policeは常にグルグル巡回している。私は車を運転中に三回も止められた。よほど不審者に見えたのだろうか、これはちょっと勘弁してほしかった。

中途半端な生化学研究者の私に頼ってくれたかわいげのある、そして勉強に熱意のある五人の学生たちの健闘を祈りながら、クヌギの香で涼風さわやかな秋の夜、私は家に向かって自転車を飛ばした。

あれから二十五年以上の日々が過ぎたが、今頃五人は私のことはすっかり忘れているだろうが、きっと世界で大活躍しているだろう。

第二章　医事徒然

昨今、医療安全に思うこと

「熱血医師の自己犠牲に支えられた日本の医療が終焉を迎えている」という事実と認識は、特に外科系の診療科ではすでに常識となっている。二〇〇八年現在、私は医師になって二十八年目になるが、基礎医学の教官をしていた時期を除けば、一年三百六十五日産婦人科医療に従事してきた。産婦人科医療への滅私奉公と言える。医大卒業直前に二十四時間医師でいられる診療科を選んだ責任は自分にあるので、辛い瞬間もあるが、積極的に喜びを感じるようにして頑張ってきた。百人の外来患者の診察と病棟業務でさんざん疲れて帰宅し、寝入りばなに病院に呼び出され、子宮外妊娠の手術や回旋異常の帝王切開に出かけ、翌日は早くから手術三件などということも数限りなくあった。夜中のリスクが高い手術であってももちろん無報酬である。二十四時間で八件の分娩を一人で受け持ったこともある。少々行き届かないこともあったが、患者もその家族も皆感謝してくれた。目には見えないが、医師の姿勢を感じてくれていたのだと思う。懸命且つ慎重で配慮的な仕事の中でも新生児死亡や母体死亡を少なからず経験した。医療の世界ではどの分野でも大同小異の医師個人の良心や犠牲的精神、あるいは献身的態度に依っている部分が大きい。そういう感覚で施療のアウトカムも受け入れられていた。中でも産婦人科医は、産科医療では常に大きなリスクを背負い、自己犠牲を強いられる場面が多い。幸運なことであるが、私はこれまで裁判を起こされた経験はない。ただただ運が良かっただけなのか、間一髪のタイミングで患者本人その家族との関係性の構築や危ない状況の告知、起きうる危険な状況の説明を知らず知らずしていたのかも知れない。

福島県立大野病院で帝王切開手術を受けた女性が死亡した医療事故で、その病院でただ一人の産婦人科常勤医師として産婦人科診療全般を切り盛りしていた中堅医師が業務上過失致死で逮捕されたことは医療関係者ならば誰でも知ることである。福島医科大学の医局からの派遣である。彼は一人医長である。産婦人科の一人医長ほど危険なポジションはない。だが、大学医局の事情は二人の常勤医をそこに出向させる余裕はなかったらしい。日本国中で普通にみられる光景だ。医療の過失が全くなくても（no fault）、ある確率で必ず起きる新生児死亡、母体死亡あるいは産科合併症に対して、産科管理、分娩の全行程中の全ての医療処置が百パーセント抜かりなく細心の注意のもとに実行されていたかと聞かれれば、自信を持ってイエスと答えられる産婦人科医師は誰もいない。もう一度言う。誰もいない。患者の状態は刻々と変わり、最適最良最新の医療処置もそれに応じて暫時更新される。産科臨床現場では瞬時の医師の判断がめまぐるしく要求される。何かの結果が出た後で、ゆっくりと何度も、いろいろな見識の、いろいろな専門的知識や経験を有する者どもが大勢集まって審議して最良の治療方針を検討すれば、細かい点では必ずしも最適の方向性を選択できなかった瞬間があって当たり前である。本医療事故裁判は第五回公判が済み、七月に第六回が開かれた。本当に癒着胎盤だったのかどうか、そうであればどの程度だったかという議論がかわされている。仮に癒着胎盤であっても全前置胎盤は帝王切開以外に選択肢はない。私の経験では帝王切開は手技としては一人で実施することは十分に可能である。だが、産婦人科医療の常識として、分娩（帝王切開を含む）は〝ある確率で必ず起きる〟仮死分娩、弛緩出血、産道裂傷、羊水塞栓、ＤＩＣなどを想定し、複数の産婦人科医で行うものである。一人医長の産婦人科診療施設では絶対に一人では帝王切開はしてはいけない。帝王切開は出血する手術であり、少ない出血で済んだならば、それは運が良かったのである。私はそう思うようにしてきた。幸い、自身が責任ある立場で手術を執刀するようになってから一人も周術期合併症も死亡もない。大きな子宮筋腫を合併していて、あえて静脈怒張の多い場所に子宮切開をいれなければならなかった例、前壁の前置胎盤で子宮切開直後胎盤を割って胎児を出した例、開いてみると切迫子宮破裂で、一ミリもない子宮壁は割けて卵膜だけが胎児を包んでいた例など、ヒヤッとドキーッとしながら手術を終えた回数は数え切れない。でも乗り切った。医療事故という範疇に分類される事態は経験しなかった（二〇一四年の現時点で私は産科医療を卒業しているので、二度とこういうドキーッは経験しない立場にある。心理的なストレスは一／一〇〇ほどになっている）。

日本の外科系医師の三割は、労働基準法の定めた四十時間／週の倍の八十時間以上勤務しており、その約八割が疲労感を感じている（Medical Tribune 二〇〇七年五月二十四日号、二十二頁）。私が大学病院で助教授を拝命していた時代の自分自身の時間外就労時間を振り返ってみると、軽く五十時間を超えているから、少なくとも九十時間／週は働いていた計算になる。もちろん、医療だけでなく教育、研究に割いた時間も含めてであるが、いずれにしても異常状況だった。外科系医師は、すでに熱血だけでは臨床を行えない時代にあっては、無理やりにでも時間的、人的余裕を作って医療に当たらなければ、絶対に0パーセントとはならない医療処置そのもののリスクと、大波のように押し寄せる受療者の医療への要求には対抗できないことを心に刻むべきであろう。受療者の中には疾患や医学への間違った認識や最初から医療への不信感を持って臨んでくる場合もある。さらに、容易な医療介入であっても、まず可及的安全策を講じた上で積極的な医療手段を実行すべきことを決して怠ってはならない。絶対にやってはならないことを幸運を期待してやることだけは慎みたい。医療安全対策の妙案はない。しいて言えば、〝仁〟であろうか。むなしく響くが。

吉井川病院報「ポパイ通信」二〇〇八寄稿文　一部改変

医師の五感は過去の遺物となるか？

昔、人を診る医師は五感をフル稼働して異常病態を見つけ治療を施した。最近の医療現場では検査や診断・診療用の高価な機器がずらりと並び、僕なんかが患者として診察室にいれば電子カルテの大きなディスプレイ照明に目が眩んで、威圧感を感じるとともに、きっとなにやら人体を改造さえされかねない恐怖を抱くと思うが、皆さんはどうか。時折僕の患者さんたちはこう言う。

「近所の内科の先生から大学病院の○○内科を紹介されて行ったら、一時間も待たされて、呼ばれて中に入ったら、一分ほど話をした後、若いお医者さんの前に座らされて、検査の順番を説明されたんですが、一度も私と目が合いませんでした」

きっと電子カルテの画面にある検査の内容を間違えないように懸命に探してクリックし

ているのだろう。今時コンピューターを触れない臨床教授はいないと信じるが、「この患者さんね、胸の痛みを調べる検査セットやっておいてね」という、どうにも曖昧な検査依頼を口頭でレジデントに伝えるという現場があるかもしれない。僕が医師三年目にシュライバー（外来診察のカルテ書き係：カルテを書くだけでなく、診察者の診察所見の説明、適切な検査のオーダーに加えて専門外来への振り分けや予約も、手術や入院の予定も決めていた）をしていた頃、こういう感じだったと記憶する。ただし、不安そうな患者さんの目を見て、しっかりと説明していたことは断言する。電子カルテの導入でそういう外来風景は一新されているわけだが、最近は医師は患者さんを見ないのだそうだ。見ないことは診ないことを引き起こす。患者さんに触らなくても検査機器がしっかりと患者さんの病気をあぶり出してくれるのだ。患者に無理に触らなくてもほかの手段で正確に診断できるようになってきて、医師は次第に自らの五感を研ぎ澄ますことをやめたのだろうか。

広辞苑を広げてみると〝手当て〟という言葉の意味の一つに「処置、特に病気やけがなどに対する処置」と記してある。すなわち〝手当て〟は〝治療〟を意味するのだ。手を当てる（もちろん病者の身体に）情景は医師が病者を触る様子であり、日本伝統医療では脈診や腹診である。もちろん腫れ物があればその患部に触ることであるから医師が病者に触ることは大きな〝治療的効果〟があったのである。もちろん、高度な手術もせず、血圧降下薬や鎮痛薬や抗生物質もない時代の話だから、「気のもんやろ」と言われれば反論できない。

一方、漢方四診である「望聞問切」は、病者をよく眺め、よく聞き（聴き）、よく問い、よく触るものである。この手技から病者の情報を得るには医師は五感を縦横無尽に駆使しなければならない。特に腹部の診察は漢方では腹診といわれ、江戸中期の古方派の勃興以後は方証相対を実行するために重要視された。吉益東洞は「腹は生あるの本也。故に百病はこれに根ざす。此れを持って病を診するには必ずその腹を候う」と言い切っている。こういう背景が名医を生み、藪医と称される医師もいたのだろうと思う。僕は日々診療で腹診をしているが、そこで診断した腹証を頼りに漢方薬を処方し、実際によく効いていることがある。自分の腕を信じるしかない世界だが、五感が大手を振って歩く世界でもある。

産婦人科として医師の人生を始め、現在は乳腺検診も行っている僕としては、医師が病者に触って、その所見を診断の根拠の一つとするのは当たり前のことだが、視触診の所見は人の五感の総合的判断であり、なかなか数値化できるものではない。何かしら感覚的な部分を含む。だから冷徹な臨床家には、

「手の感覚だけで医療をやるのは客観性にやや欠けるもので、危険がある。しっかりとしたエビデンスがないと標準医療のガイドラインには入れられない」と言われても仕方ないと思う。こんなこと言いそうな、医学の学術世界のりっぱな肩書きを持った医師は僕の周囲に数え切れないほどいる。ごりっぱだ。

反面、医師として、医療のプロとして磨いていく技の範疇であろうから、そこに自負があってもいいのではないか、と秘かに思う。

2014 American College of Physicians（ACP：米国医師団体）はガイドラインに「症状がなく、また自覚的な不安もない女性では婦人科の内診は不要にして時代遅れである」と明記されている。臨床症状のない、自覚的には健康と感じている女性の子宮がん検診等がこのガイドラインに当てはまるのだが、その場合の内診の実施は、恐れ、不安、困惑、疼痛をもたらし、利益がないという記述がみられる。なんと合理的でドライな考え方ではないか。米国らしいと言えばそうだ。医師の五感はいらない。

研修医時代、先輩医師に頭をボコボコに叩かれ、自分はこれ以上生きていてもいいのだろうかと落ち込むほど罵倒されながら修練した婦人科内診の腕は、今では利益のない時代遅れの遺物扱いである。悲しいことだ。息切れするほど懸命に臨床の訓練をして四年目ぐらいであったか、初期の子宮外妊娠や軽微な子宮内膜症を内診で診断できた喜びと少しの誇りの記憶が急速に萎えていく。

乳がん検診の世界でも受診者に触らない方向で物事が進んでいるらしい。マンモグラフィー主体の米国では、もはや視触診は行わない施設もある。つまり、画像診断のみで検診がなされるわけだ。その時流はやがて我が国にも持ち込まれるから、早めにその体制を敷く準備として、自施設の集積されたデータをもとに疫学研究をしてみた。視触診で精査が必要とした乳がんは例外なくマンモグラフィーもしくは超音波検査で、明確な要精査所見がみつかることがわかった。これはやはり想像通りで、米国はこういうエビデンスを積み上げて、視触診不要論が出来上がったのだ。日本でも乳がんは視触診がなくても検査でみつけられることを僕の施設のデータは言っている。医師の五感はいらない。ところが受診者の意識調査では、乳がん検診項目から視触診を省略してほしくないとする意見が八割弱を占め、視触診はやめてほしいという意見はわずかであった。これには正直驚いた。日本人の心理特性か？　医師に診てもらったという受診者の気持ちはそのまま「乳がんは心配いらないよ」と言う医師の声であり、大きな安心感を受診者に与えるということか。不安を抱いてがん検診を受けた際に、手を当ててくれた医師の「これといった異常な所見はないですよ」という一言があれば、それはさらに医師が予想する以上の医療効果をあげているのかもしれない。日本人にとって、やはり〝手当て〟は〝治療〟ではないか。
目覚しい医療機器の性能向上や検査法の発達により、数値と画像の組み合わせパズルが病気診断の必須キーとなり、医師の五感はなくてもいいものになっていく印象があるが、常日頃、しょーもない藪医者と自認している僕の触診でも安心を得る人がいるのだ。こころが平安になる治療的効果があると思えばうれしい限りだ。病者を五感で診療することをやめない最後の医師になるのは、きっと僕だろう。

和漢薬　関西レポート　加筆、一部改変

日本伝統医療を卒前医学教育に組み込むかどうか

漢方という医療について真面目な論説的文章を書く。お付き合い願いたい。

結構若いときから、日々の診療に僕は漢方を使っている。漢方というのは言わずと知れた日本伝統医療だ。一般によく知られている「葛根湯」とか「防風通聖散」という、あれだ。長い年月漢方医療をやってきて思うのは、漢方は難しいということだ。言い換えれば奥が深い。僕の実力であれば、たぶん寝たきりになるまで懸命に勉強しても、完成度は数パーセント程度だろう。なさけない。けれども自慢ではないが、グッドタイミングで漢方治療を開始して、今までで三十人ほどの人を苦しみから救った。僕のようなボンクラ医師でもそこそこ治療成果をあげられるわけだから、名人と言われる聖医ならば治っていく患者さんの数は満点の星の数を超えるだろう。

漢方医療というのは、かくも効果が高い医療なのだが、卒前教育の場、すなわち医学部では講義時間はほぼ皆無である。ずっと以前より、あくまでも篤志による既存講座内での漢方医学関連講義はいくつかの医育機関で行なわれていたが、僕が医学生だった頃、漢方医学の講義を受けた記憶はない。だから、僕は医師になってから自学自習で勉強し、初めは恐る恐る臨床でやってみたというところだ。患者さんからみれば迷惑な話だ。師匠について勉強した医師もいるが、多くは系統的に講義を受けないまま、医師免許があるので漢方薬を処方するということだから、患者さんはそういう実態は知らない方がいい。

二十一世紀に入ってすぐに「医学教育モデルコア・カリキュラム」への漢方医学の導入により各医学系大学に漢方教育カリキュラムが学部講義として組み入れられた。ほんの少しだが、日本伝統医療は決して忘れ去られた病気診断、治療の方法ではなく、現代人の病気をしっかりと治す手段として活躍していることを教えられる場が与えられたということだ。平成十八年頃には全国で七十もの医科系大学で漢方医学のための時間が八コマ以上用意される状況となった。漢方医学が「病む人を救うこと」を知っている多くの臨床実践家にとっては一見喜ばしい事であるが、残念ながらまだまだこの成果は出ない。なぜならば、これまで医育機関では、漢方医学を科学（研究）し、漢方医学を正しく伝え（教育）、漢方医療を診療に取り入れて良質の臨床成績を持つ（臨床）教官を育成してこなかったからである。これからもそういう動きはほとんどの医学教育機関にはない。西洋医学主体の教育を行う全ての医科系大学を俯瞰すると、漢方医学の実践家を暖かく見守る環境は、ほんの一部にしか存在しないように感じる。

勘違いされるとまずいので、ここで一度簡単だがきちんと説明しておきます。漢方医学というのは、言っておきますが日本伝統医療のことです。今の世で中国大陸の国民が病気になって受けている医療のことではないのですよ。江戸後期頃から長崎出島を通してヨーロッパの医学が我が国に入ってきたのはご存知と思うが、その種の医学を当時の日本では「蘭方」と呼んでいた。そして緒方洪庵のような医師を「蘭方医」として、我が国の標準医療を普通に行う医師と区別していたのだ。では我が国の大勢を占めている日本伝統医療を行う医師たちや自分たちがやっている医学のことをどう呼べば良いか、とりあえず皆悩んだ。文献によると「徳川医学」、「江戸医学」、「古医学」とかいろいろな名称があがったらしい。最終的に「漢方」となったのは、やはり「蘭」に対しての「漢」というちょっと語呂合わせ的なところもあったのじゃないかなと感じる。当時の普通の我が国の、いわゆる標準医療を施していた医師たちは、だから後の世には「漢方医」と呼ばれるようになった。

漢方医は師匠とする医師の弟子になって修行し、免状をもらって生業としたわけだから、入門、修行、独り立ちというプロセスは大工の棟梁や落語家と何も変わったことはない。明治中期に始められ、今も延々続いている国家試験合格者のみが医師の免許を得られる制度によりわんさかいた漢方医は激減し絶滅の道を辿ったわけだ。おそらく日本オオカミの絶滅と時期をほぼ同じにしていると思う。その試験問題に漢方医学の問題の出題は存在しない。それからもう百二十年以上を経過するが、今もってやはり我が国の医師国家試験には一問も漢方医学問題は出題されていない。全ては西洋医学、すなわち蘭方の医師国家試験なのだ。蘭方の医学を日本でやってもいいよという国家資格を持つ医師を漢方医とは呼ばないので、残念だがこの世に漢方医は一人もいない。

では、漢方医学そのものはどうなのだろうか。実は、西洋医学の国家試験に合格して免許を持った医師が、高齢となった漢方医に教えを乞うたり、書物により細々とその医学を伝えていたのだ。薬の原料は生薬で、道ばたに勝手に生えているものも少なくないので、それらをかき集めて煎じて患者に飲ませたりしていた。幸いにも西洋医学の免許を有する正式な医師は、これまで千年以上日本で行われてきた漢方医療をやってはいけないという法律を明治政府は作らなかったので、西洋医学しか医学部で学習していないにも関わらず、堂々と漢方を患者に施す事ができたのだ。これは漢方医学に取って非常に僥倖だったと言える。漢方医は絶滅したが、漢方医学は絶滅危惧種ではあったが何とか昭和になっても小さな群れを作って生き延びたのだ。

明治維新によって一旦根絶された形の漢方医学、医療を再び現代日本の医療界に普及、定着させるための初期のムーブメントの中でなすべきことは、「漢方医学を正しく認識でき、運用できるための知識と技能と態度を教えられる人材（医学教官や臨床の現場での師匠）の育成」であろう。漢方医学に冷めない熱意を持つ複数の医師の driving force とその医師を中心とした集団の不屈の忍耐を必要とするだろう。

では、医学生に在学中に漢方医学を教えるというのはどうか。これは意味があるのか。医学生は漢方医学にどのような印象を持っているかは、繰り返して行なわれている意識調査により明らかになっている。僕は機会を得て一時期四つの大学（京都大学、大阪市立大学、島根大学、大阪医科大学）で漢方の講義を受け持っていた。そこで講義している医学生の漢方医学への印象も全国調査と大差はなく、七割が肯定的であり、医師になってから実際に漢方医療を行ないたいと答えている。「うさんくさい」、「漢方薬では病気は治せない」、「自分は将来漢方医療はしない」と答えているのはわずかに五パーセントである。

二十五パーセントが「将来は必ず漢方医療を実践したい」、「漢方医療は疑いなく臨床効果を有する」と答えており、このような医学生の漢方への印象をみれば、教官が正しく熱意を持って漢方医学を教育すれば、将来多くの人の苦しみや悩みを和らげてあげられる良医の卵を輩出できる可能性に期待が持てる。西洋医学の軸である細胞病理論、線系医学と、漢方医学の基盤である陰陽五行論、複雑系医学の両面から病む人や疾患を観察すれば、治療の壁に隠された扉を見い出すことができ、癒しの方向性を発見できることを知る臨床家を育成できるであろう。

漢方医学の科学性、高い臨床的有効性、安全性、複雑系への対応力などを学んで卒業後初期臨床研修へ進んでもらうためには、「医学生時代の漢方医学への first exposure が重要」ではないか。頭で考えるとこれは正しいと思う。だけれど僕の場合、別の頭の歪んだ脳梁の隅で「医師として頑張って最先端の西洋医学をとことんやって、それを駆使しても救えない病者を目の前にして苦悩した経験がないと、西洋医学の限界と医師としての中途半端な自分が見えてこないんじゃない」と考えている。そして、「病者を苦しみから救いたい一心で、本気で漢方を勉強しようという強い決意がないと、長い道のりとなる漢方の学習なんかできないよ」と大脳皮質の神経繊維がバチバチッと電気信号を発して物申すのだ。僕はこのアンビバレントな考えをあっちこっち行き来しながら医学生への漢方講義はあるべきか不要か、いまだに結論を得られていないというのが正直なところだ。

まあ、僕の頭の中はちょっと置くとしても、医学生が講義でいきなり「五臓六腑」論と「読めない漢方薬の薬効」の解説を聞けば、せっかく意気込んで講義に臨んでも、すぐに、そして永遠に漢方医学に対する興味を失うであろう。それよりも、カレーライスには鬱金という漢方生薬が、京都名物の生八つ橋には桂枝という漢方生薬が入っており、誰もが日常的に漢方医学と出会っているという話のほうが導入部としてはスムースであろう。というのが僕のやりかた。そして、実際の治療例を示すことが漢方医学・医療を肯定的に受け入れる動機づけに繋がる。たとえば、よくある臨床例だが、これまで幾多の施設で長期間西洋医療を受けてきた難治のアトピー性皮膚炎が、漢方薬を一ヵ月服用しただけでほぼ完治したという症例を、ビジュアル素材を示しながら解説するのもよいのではないだろうか。これも僕のやりかた。なぜ、その漢方薬が選択されたか、なぜ治ったかを、ほんの少し漢方用語を用いて平易に説明すれば、漢方医学が決して「当て物」ではないこと、明確な理論により構築されている医学大系であることも理解してもらえる。と、考えて僕はずっと学生向けにアレンジした漢方入門講義をやってきている。自分でもこれは結構飽きずに続けてこられたと感じており、医学生には好評だと勝手に思い込んでいる。そのほうが幸せだから。

卒前教育において、難しい漢方理論を難しく伝える必要性を僕は感じない。病態の漢方医学的解釈を、西洋医学的な高度解析機器による測定値で説明したり、漢方薬の作用機序に関するup-dateな研究成績を医学生が理解できる範囲で話すほうが、医学生は大きな興味を示してくれる。漢方医学の現代での必要性と臨床的有効性を楽しく伝える事が卒前教育でのfirst exposureの原則であると考える。とにかく医学生が漢方を嫌いにならないように、しかも医学としてのその優秀性をほんの少しでも伝えられたら僕の仕事は大成功なのだ。

凝りもせず、今年も僕は大阪医大で漢方の講義をする。親の心子知らずで、学生たちは机に肘をつきながら、居眠りをしながら、横の学生とひそひそ話をしながら、あるいは下を向いてスマホでゲームをしながら、ひたすら一時間が過ぎるのを耐えている。褒めてあげよう。漢方医学を学ぶ事は耐える事という普遍的な理論を彼らは学んでいる。

女性の更年期の危なさ

更年期医療に結構本気で二十年ほど関わった医師として少し提言がある。ちょっと真面目で、確かな医学研究の成果を基盤に書いてみたい。

更年期医療が臨床医学の sub-speciality の位置を確保してようやく十年ほどになるかなと感じる。それまでは誰も入り込むこともなく、研究の材料もなかった。専門的な外来の開設もなかった。いくつか理由があるが、更年期以降の女性の平均余命が飛躍的に延長したこと、健康寿命という概念や quality of life の重要性が一般的に浸透したことが第一の理由にあげられる。欧米を中心とした、近年のエストロゲン製剤の臨床成績の蓄積が太い治療法の軸となってきたことも大きな理由だろう。さらに、心身症としての臨床的アプローチが次第に成熟してきたことも、エストロゲン減少が引き起こす骨粗鬆症への関心の高まりも、更年期医療の独立を後押しした。

更年期医療の理解のためには、女性と男性の性差が観念的にも物質的にも大きくみえるのが更年期という年代であることも知っておいていただきたい。

一定の職業を持って社会的な生活を送っている男性は、五十歳前後は仕事や社会的地位にアイデンティティーを持っており、これがモチベーションを形成している。それに対し、職業を持たない中高年女性は、母、妻、娘、女としてのアイデンティティーの間で揺れ動く時期となる。人生で一番精神的に危ない時期と言えよう。子供が成人して家族中心から同世代中心の世界を築く上で母親役割の終了による「エンプティー・ネスト」を実感する代わりに、高齢化した両親の介護という役目が出現し、「ケアギバー・バーンアウト」を経験する。かなり自分を失っていく危険要素が渦巻いているのである。男性はそういうことから距離を置いている場合が多く、自然と避けている現実がある。その理由として、家庭生活における子供との共有時間は男性（父親）よりも通常女性（母親）の方が長いこと、あるいは病人の身の回りの世話は女性の方がやはり気がきくし、男性が介護を受け持つと仕事を犠牲にしなければならないという現実問題から生じる社会的な性差（ジェンダー）である。もちろん、男性は仕事をしていれば社会から許されるという伝統的な男性の甘えがあるが、女性もそれを許している社会的風潮が我が国にはある。

生物学的には、女性は遺伝子に組み込まれている生殖年齢の終焉を迎え、排卵機構の途絶とともに卵巣性ステロイド産生能力が比較的短期間の経過で衰退する。実際にはヒトの卵巣では閉経という事象の後、少量のエストロゲン産生は数年続いており、アンドロゲン産生はそれ以降も持続する。しかし、排卵機構での卵胞の成熟と卵胞膜細胞や顆粒膜細胞の周期的な増殖がなくなることは、エストロゲン産生細胞の激減を意味し、急速に体内ホルモン環境が老年期に移行することになる。このような短期間の劇的なホルモン環境の変化は男性には起こらない。ここに厳然とした生物学的な性差が存在するため、肉体的にも更年期は女性のほうが圧倒的に危険に晒されることになる。あちらこちらから危険に狙われている感覚である。しかし言い換えれば、女性は性成熟期には豊かなエストロゲンという太陽光を浴びながら、また女性ホルモンという頑丈な鎧を纏って生きているわけであり、更年期になって一挙に鎧がなくなり外敵に身を晒すという見方もできる。言い方は悪いが、人間も生物であり、全ての生物は地球上に次世代に種のＤＮＡを残すべく行きているという宿命を背負っているため、雌であるヒトの女性は生殖能力がなくなった閉経後の命を全力で守る仕組みが解除されてしまうのだ。もちろん雄である男性は三十歳代半ばでその役割は終わりと見なされて急速に身体の老化が進むのはご存知の通りである。見方を変えれば人間の女性は男性よりも少なくとも十五年間は老化しないようにプログラムされている生物だということになる。生物学的鎧を脱いだ更年期女性は一気にさまざまな老化因子に晒され、さまざまな心身不調を経験することになる。

女性の更年期は、このように周囲環境変化と生物学的身体変化がほぼ同一時期にさまざまな形をとりながら起きることが特徴であり、非常に健康を崩しやすい危険年齢となるのである。「更年期障害」の発症の基盤となる社会的イベントに関しても、家庭内での人間関係や家族に関する精神的苦しみが多いが、夫婦の会話が少ない年代であるため、相談する相手もおらず、ストレスを溜め込む状況をきたしやすい。男性も中高年に達すると大きなストレスをかかえて心身の安定を乱すこともあるが、それでも就業時間以降や週末の日々にスイッチの入れ替えができるため、それぞれの stress coping skill を駆使して少しずつでもストレスを抜くことができる。これに対し、ほとんどの家庭で女性は職業を持っているか否かに関わらず、家事を受け持っており、これには休日がない。

このように、更年期女性は「更年期障害」という心身の不調の落とし穴に嵌ってしまう危険性の中で生きているわけであるが、その落とし穴をうまく避けて歩くコツがないではない。簡単に考えると、打ち込めることや長く続けられる趣味があり、女性として社会で必要とされ、活躍できていることは、更年期障害抑制因子であろう。これは誰でも納得できる。

私が長く更年期医療に携わってきて、おそらくこういうことが更年期を健やかに乗り切れるだろうと思える女性自身の努力すべきこととして望まれることがいくつかある。まず、一つ目に家事の休日を作るなどして変化のある生活をすることである。次に女性として自己実現を目指す人生を送るための適切な子離れと「エンプティー・ネスト」と無縁であることである。あまり子供に入れ込まない事、子供が成人したら適当な距離を持って接する事だ。三つ目に「good-enough mother」であること。これは本当に重要。子供から頼りにはされるけれども絶大な信頼感をもたれない母親になってください。時々約束をすっぽかすとか、母親としての存在にちょっと手を抜いている印象を与えることをお勧めする。これでまあまあの母親になれる。そしておそらく最大の重要項目はこれだと思うのだが、夫との「心理的再婚」を成功させることである。子供が成長してそれぞれの独立した家庭を持ち、自分たちの生活空間、生活時間を持つと、子供にとって、親というのは〝最も薄い関心事〟となることを自覚してほしい。そして、それからは夫婦二人の生活に最大限のフォーカスを合わせる姿勢を持ち、再婚した気持ちで生活を楽しくしてほしい。それが四つ目。夫は妻から「あんたが私の一番のストレスや」と言われないよう、結婚直後から正しい夫になる努力をすべきであるが、いつまでも男女ともに年齢に関係なく社会的なジェンダーを意識する心構えが必要であろう。女性は「女性としてのアイデンティティー」を確立するために何か自分らしさを保つ事を探索し、五十歳を過ぎて夫と二人だけになった生活をできるだけ楽しいものにする心のありかたを作っていくことが更年期以降の豊かな毎日に繋がると私は信じている。

エスカレーターからみた健康

狭い日本の家屋は平屋が少なく、建売住宅は二階建てが標準だから、どの家にも階段がある。利用するかどうかは別としてアパートにもマンションにも階段があり、私の田舎の家にも昔からある。私は中学校までは、木製の階段しか知らなかったが、十五歳の時、県立高校の登校第一日目に、はじめてコンクリートの階段が身近になった。大人への入り口に立った気がした。五十歳代の半ばまで生きてくると、素朴な木で出来ているギシギシきしむ階段のある生活に戻りたくなった。

一日中一つのビルの中で仕事をしていると、あまり歩かない。そこで、階段を利用することでなんとか五千歩を確保している。現在の仕事をしているビルの階段は一段の背丈が高いのでそれなりにいい運動になる。安土城のあった安土山の石段ほどじゃないけれど、結構一段がきつい。客が多々出入りするコマーシャルビルなら文句が出るほどだ。メタボリック症候群の診断基準に突入した四年ほど前から、三階までの高さならば電気仕掛けの階段は使わないことに決めた私としては、あまり苦に感じていない。もちろん表向きには健康を意識しているためだが、実のところ職場が替わり、仕事内容が替わってから自分の生活時間の流れが大きく変わったからだ。

二十年以上前にアメリカ人のペティー、ヘリントンという二人の研究者が、通常の階段を一段歩いてあがると四秒寿命が延びるという研究成果を発表した。よくもまあ、何段階段を昇ったかを細かく記録して何年も追跡したものだと感心する。分子生物学が脚光を浴び始めた頃に、こんな地道な臨床研究にはどこも助成金を出さなかっただろうが、結局こういう研究が将来的に、一番人の健康生成に役立つ。時間をかけた良質の研究だ。医者らしい見事な研究だ。彼らは、運動などで一週間に二〇〇〇キロカロリーの消費の差が死亡率に影響すると結論づけた。一万歩あるくと、私の現在の体重では消費エネルギーは三〇〇キロカロリーだから、七万歩弱歩かなきゃいけないが、階段昇降だと五千段らしい。一段の階段のぼりで四秒の寿命と考えるよりも、寝たきりになるのが四秒遅くなると考えたほうが実際的だろう。すなわち健康寿命だ。私は現在の職場で、一日中仕事しながら千歩の階段昇降は無理なくできる自信がある。すなわち一時間の健康寿命の延長だ。これは銀行利息なんかに比べてはるかに効率がいい。これからも席を立つのを億劫がらずに実行したい。

種の起源、"The Origin of Species"という著書は、チャールズ・ダーウィンが唱えた進化論の本だ。あまりにも有名である。一八五九年十一月二十四日に出版された。ずいぶん昔だが、私が誕生する百四年前であるから、人類の歴史からすればつい最近ということもできる（現人類が地球上に出現してからは十五万年の歴史とすると、極めて新しい生物学論となる）。そこには、全ての生物は一種あるいはほんの数種の祖先的な生物から分岐して誕生したのだと記述してあるのだが、実際にはタイトルに反して、どのように個々の種が誕生するか（種分化）に関してはほとんど説明されていない。大学者にモノ申すのは不遜だが、ちょっと逃げ道が用意されているにおいがする。本書の完全な題名は「自然選択の方途による、すなわち生存競争において有利なレースの存続することによる、種の起原On the origin of Species by Means of Natural Selection, or the Preservation of Favoured Races in the Struggle for Life」である。地球上の全ての生きとし生けるものが対象ではないことは、なんだか言い訳が用意してある、現代の科学論文の様相そのものだと感じるがどうだろうか。どうしてもイモリや小さなネズミが霊長類に進化したということがしっくり受け入れられない私なので、こんな穿った見方をしてしまうのだが、昨年五月にドイツで始新生期の地層（今から四～五千万年前ぐらい）からキツネザルの骨格なのに妙に手の骨格が高次機能を持っているような化石が見つかった。学者は「イダ（ida）」と名づけ、第一級の研究対象としたようだ。霊長類への進化のミッシングリンクを埋める可能性があるのだそうな。ちなみに、進化史にはボコボコに穴が空いており、ミッシングリンク探しはほんとうに面白い。

イギリスのテレビドラマ「プライミーバル」は面白かった。イギリス人の先輩の論文に真っ向から対立するシナリオ設定がいい。時空の割れ目からいろいろな生物が現代に迷い込む。太古から来たり、未来から来たり。これこそ進化論のミッシングリンクを埋めてくれる好材料だ。私はいまだに「首の短いキリン」が深い地層から見つからないのが不思議で仕方ない。キリンという動物は、高い樹木の高いところの葉っぱや実が食べたいから何百万年もかけて首があんなに長くなったというのが〝自然選択の方途による、すなわち生存競争において有利なレースの存続することによる進化〟じゃないのか？　保育園の子供たちのお絵描きでも、キリンはみな首が長いじゃないか。ダーウィンの理論が正しければ、首の短いキリンとか、首が中途半端に長いキリンがアフリカの地層のどこかにいる。でもどうしても見つからないらしい。元々首の長いキリンを宇宙船に乗せて破滅寸前の遠い宇宙の土地から、あるいは未来の地球からのノアの箱舟のようなタイムマシンで、文明が一度なくなった頃の時代の地球のアフリカの大地に、未来人と一緒に来たんじゃないの？　箱舟の未来人は地球を温暖化や自然破壊に進めた文明に懲りて、暮らしをあえて工業化せずに埴輪かなんか作って、農耕やって、何千年かの時を楽しく暮らしたんじゃないかという気がする。でもその記憶が遠くなってしまった今から二百年前頃、十八世紀のイギリスでの産業革命がまたそれを台無しにするのだ。私の独断と偏見による論理展開のついでにもう少し自論を語りたい。

現在世界中で問題化され、小さな太平洋の島国が海面上昇でなくなっちゃうだろうと予想されている「地球温暖化」は産業革命以前にはないのだ。地球上の二酸化炭素の濃度は一八三〇年頃を起点として急カーブで増え続けている。一八二三年に江戸に生まれ、当時国際的な先進的な感覚を持っていた勝海舟の想像をもってしてもそれをはるかに超える。ご存知のように、一七六〇年代から一八三〇年代に起きたイギリスでのプロト工業化という技術革新（第一次工業化）を産業革命と後年呼ぶことになった。それは一七六九年のアークライトによる水力紡績機の開発で幕を開けたことが始まりだ。そこに十六世紀から徐々に改良された製鉄業が加わり、石炭を材料とするコークス製鉄業が鋼鉄を生み出し（エイブラハム・ダービー）、石炭、蒸気動力を第二次工業化へと導く。一八〇四年のトレビシックによる蒸気機関車、一八〇七年のフルトンによる蒸気船の相次ぐ蒸気機関の発明、開発が、スティーブンソンの改良蒸気機関車の発明への階段に繋がった。私たちが教科書で習った産業革命はこれだ。私が中学校でこの産業革命を習った頃、すでに地球の二酸化炭素濃度は、今までの人類歴史上とんでもない濃度を示しており、温度も上昇していたが、教師はなにも教えてくれなかったと記憶する。

人はそれまでは上に移動するには石段やレンガの階段、木の階段を使っていた。ただし、人類は物を高い場所に運ぶのに、滑車を利用した原始エレベーターを紀元前三世紀頃には考え出して用いていたらしいことが記録に残っている。ただし、記録には残っていないだろうが、紀元前二千年の古代エジプトではすでにそういうものがあったと私は勝手に信じている。あんな大きな石を整然と積むには、滑車や挺子なしでは無理だ。反重力エネルギーがあれば、話は別だが。そのほうが歴史の勉強が楽しくなるのだが。

産業革命がほぼ完成し、蒸気という動力がさまざまな場面に使われるようになった一八五三年、エリーシャ・オーティスは鋼鉄の箱を鋼鉄のケーブルで吊り下げ、蒸気で動かすエレベーターを世に送り出した。これが近代エレベーターの先駆だ。そして一八八〇年にヴェルナー・フォン・シーメンスがエレベーターを電力で動かした。物とともに人も階段を使わずに、エレベーターで上の場所に移動するようになった。階段は、実用性という一点からみれば、生物の進化と同じく〝自然選択の方途による〟、人が楽をしたい、疲れるのはいやだという方向性で機械仕掛けとなった。エネルギー不変の法則が破られ、何らのエネルギー消費をすることなく私達は位置エネルギーを得ることになる。不労で得られたエネルギーは私達の内臓に貯蓄されることになった。これが現代病のメタボリック症候群の芽吹きだと私は独断と偏見をもって考えている。

困ったもので人の欲と言うのは限りがない。「人は易きに流れる」とはよくいったもので、二十階ほども上のビルのオフィスに行くにはエレベーターを使うが、すぐ上の階にも階段を使うのは嫌だ、楽をしたいと考えた輩は、階段が自動的に上へ上へと動いたら、さぞかし楽だろうという考えが浮かんだに違いない。まあ誰でも考えるだろうが、健全な精神の持ち主は「階段は歩いて登るもの」と考え直しただろう。ところが一部の工業系の研究者と金儲けのアイデアを鵜の目鷹の目で探していた企業は、この階段をたやすく動かした。一八九〇年のことだ。エレベーターが電力で動くようになった十年後である。あのエリーシャ・オーティスが作ったオーティスエレベーター会社だ。こういうのは大抵アメリカ人が実用化するのだ。アメリカはその時代からどんどん工業化が進み、家電製品が開発実用化され、人々はメタボリック症候群へ突き進む。一九八九年の夏にアメリカに渡った私の一家が目にしたものは、当時の大関小錦が集団で町を闊歩している光景だった。当時の米国オクラホマ州のファーストフード店での常識は、ハンバーガーは一人前三、四個、コーラはガロン単位で注文することだった。体重二〇〇キログラムほどの小錦が、男女を問わず、あっち向いてこっち向けば、視野に五、六人はいた。日本はそのアメリカに戦争に負けて急速に米国化され、病気も米国化した。女性の体脂肪率とか脂肪摂取量なんかと関係あるのだろうか、乳がん罹患率はどんどん増えている。おそらく米国の政治圧力かなにかで実施された小学校のパンと牛乳による給食化(私が小学校三年生だった時代に突然始まった)から日本の食生活は急速に欧米化したんじゃなかろうか? 最近では我が日本人にも、相撲取りじゃないけれど関取体型を街中でよく見かけるようになった。高槻が二十世紀末の米国オクラホマ州スティルウォーター市内にならないよう希望する。

日本でのエスカレーター初お目見えは一九一四年だが、デパートの全国展開に従って普及した。最近では荷物のカートが旅行者に一般化してから、ターミナルなどへのその設置に拍車がかかった感がある。便利だが、そして楽だが、確実に健康作りを阻害するエスカレーターとエレベーターだ。一段四秒の健康寿命延長と引き換えだ。

フランス語に「階段で考える」という表現があるらしい。私の解釈では、行動中にいつでも方向を変えられる、しかもその量を自分サイズで加減できるということだと思う。違っているかも知れないが、私の中ではそれでいい。階段を昇りながら、降りながら、ゆっくりと考え、方向転換はその場ですぐに行う。一つの方向に向かっていても、いつでも人生は立ち止まれるし、またやり直せるということだ。機械仕掛けのエレベーターでは無理だ。エスカレーターでも皆に叱られる。

フランス語には、人生を考えさせられる言葉が多い。僕たちがよく使う「ちょっと待ってくれる?」は「デュ・スコンド」だ。「二秒待っててね」と訳してもいい。英語では「wait a minute」だろう。ちょっと待つは、二秒でも一分でもなく、小一時間ぐらいの時間感覚で生きていけるスローライフを送りたいものだ。もちろん、ゆっくりと階段を昇れる時間的な余裕を持って。

高槻市医師会報みしまの　掲載随筆　一部改変

〝癒師〟は医師の一流集団

日本の医療の歴史を知らない多くの国民は、昔からの我が国の医師が行ってきた医療の形態が徐々に自然発生的に進歩し、今の形になり、なんの疑問もなく、胸が苦しくなったら心電図検査がなされ、心臓の血管が細くなっていることが判明したら、カテーテルを入れて小さな金網を中に設置して血管を広くするという医療を受け、二泊三日ぐらいで退院すると感じている。実はそうではないのだ。日本は七世紀頃から朝鮮半島を経て、医療の原型のようなものを少しずつ輸入した。十世紀頃には丹波康頼が我が国の医師のためにわかりやすい医書「医心方」を著すに至った。その中にはそれまでに著されていた中国医学のさまざまな原典の記載がみられることから、丹波康頼が日本人の病気の治療に向いている個所を必要に応じて医書から抜粋し、あまり役に立たない部分を削除して、日本人向けの医学大全に仕上げた（編纂した）という理解がなされる。この日本医療はまだ完全にはオリジナル医療型ではないものの、呪術や祈祷とは一線を画した一応の医療の姿となった。そして雛形とした古代中国医学から日本医療がはっきり分離した瞬間でもあった。さらに十二〜十四世紀に完成をみた金元医学をその後の時代の我が国の僧侶が留学して苦学して持ち帰り、系統的に我が国の医療に編入した。これが〝後世方〟と呼ばれている漢方医学である。十七世紀の江戸時代、古方派と呼ばれる医師群が、五臓六腑や気血水概念などの医学理論と三世紀頃に体系化された中国医学の軸となる教科書「傷寒論」、「金匱要略」を見直す姿勢で現在の日本漢方の形を完成させた。これが十九世紀の世界で最も優秀だった臨床医学の「日本伝統医療」である。これが現在「漢方医学」という名前で一般的に知られる医療の形だ。これは非常に効果の大きい医療で、現在も日本東洋医学会という学会があるように、多くの医師が伝統的な日本医療を後輩にしっかりと伝えている。

明治維新は、武士が政治を行い、独特の観念で支配されていた江戸時代のシステムの多くを壊し、作り替えた。武士という身分がなくなったことは驚きだが、廃藩置県の断行もすごいと思う。私の実家のある美作藩は消滅して、備前と備中の東半分と一緒になって岡山県ができたわけだが、こんなことを実に短時間でやってのけたのが明治維新だ。よく考えてみてほしい。大阪都構想とか道州制とかかなり前から提案されているが、なかなか実現しないでしょう？　明治維新は流血を伴ったが、武士はいなくなり殿様や家老もいなくなり、伝統的髪型のちょんまげがなくなり帯刀がなくなり、廃藩置県がなされ、今の形ができた。明治維新は日本の医療も百八十度変えた。すなわち、日本伝統医療はもうやめたと言ったのだ。そして当時のドイツの医療をそのまま明日から日本の医療としてやりますよと言ったのだ。これから日本で医者をしたい人は医業免許取得のための試験を受けてくださいとも言い、その試験は生理学、内科学、外科学なんかですと宣言した。どこにも日本伝統医療の生薬薬理や腹診法、証の定義、五臓六腑理論などの試験項目はなく、これからも医業を行いたければ国が実施する医師国家試験に合格せよという号令を出した。一八九五年のことである。その後現在に至ってもやはり医師になるには西洋医学の問題だけ出題される医師国家試験に合格することが条件であることは変わらない。

ところが私のような一部の医師は漢方医学（現在の中国医療のことではない）を大手を振ってやっている。漢方医学の医師国家試験に合格していなくてもだ。そういう試験は存在しないのでいいのかも知れないが、我が国では西洋医学の医師国家試験に合格していれば法律的に漢方薬も処方してよいし、鍼灸もやっていいのだ。そんなんでいいのかというのは普通の感覚の持ち主である証拠だ。何も漢方のことを勉強しないで副作用が起きるかもしれない漢方薬を患者さんに与える医師が皆さんの近くにいる可能性は大きい。世の中は怖い。が、厚生労働省もそれを許しているし、法務大臣にそんな医師でも罰は受けない。

日本伝統医療は、患者さんとよく話し、患者さんをよく見て、よく触れて患者さんのことをよく知って治療することが求められる。患者さんを、体を心配し、不安になり、心細くなる存在であることと認めて、全人医療を行うのが日本伝統医療（漢方）だということである。「手当て」という言葉が一般的な治療の意味で使われるようになったのは、医師が実際に手を病者の身体に触れることを常としていたからであろう。今では超音波検査のプローべを通して病者と接触するだけという医師も出現している。それで医師は満足だろうが、病者は自らが受けた医療に満足しているのだろうか。

医師国家試験は現在百パーセント西洋医学の医業を許可する問題のみが出題されていることを皆さんはご存知だろうか？　たとえば、図一の心電図波形を示す患者に投与する薬の候補は次のうちどれか、というようなものだとか、閉経後の子宮出血をきたす疾患でないのは次の選択肢のうちどれか、二つ選べとかだ。漢方を処方するために必要とされる医学知識のうち、誰もが知っておかなければならない漢方四診に関する問題は出ないし、風邪の際に葛根湯を処方するという知識を問う問題もでないのだ。

西洋医学の医師国家試験に合格した日本の医師たちは誰にも咎められることなく漢方薬を処方できる。漢方医療という、いわゆる日本伝統医療をやってもいいことになっているのだ。ありがたいことだが、かなり危険だ。見方を替えれば、漢方医療界では無免許運転が法律的に許されているといってもよい。危険だと気づいた一部の良心的な医師が、その瞬間から一生をかけて学んでいくのが漢方医学（日本伝統医学）と思ってくれればいい。

医師は漢方に触れると、その医療の全人性に強く惹かれるようになる。それはこころとからだを分離せずに病態を把握する〝五臓六腑論〟で人とその病気を理解しようとする日本の伝統的な医療の姿に触れるからである。言い換えれば、漢方医学では病気を治療するというよりも、具合の悪さを感じる人の健康取り戻し行動を援助してあげて、その目的を達成させてあげることが主眼なのである。一進一退の時期もあり、病状が後退して停滞することもある。そんな時は、医師としての自分が患者に対してしてあげられるのは何か、自分が今、そしてこれからしてあげられる手当ては何かを考えるのが人間としての姿勢だと思う。それができる医師は癒師（healer）となる。

私がアメリカのオクラホマ州立大学で生化学の実験をしていた頃（二十世紀の終わり）、

ペンシルバニア大学の医学部のシラバスには次のような文章が書かれていた。

患者を目の前にして次の一～三を常に念頭に置くこと

一、患者はどのような問題でやってきたのか？

二、それに対して何ができるのか？

三、そうした場合、患者のこれからの人生はどうなるのか？

これは当時、オスラー（William Osler　一九一九年没）の三原則と呼ばれており、ペンシルバニア大学で内科の教授だったオスラーが常に学生に行っていた教えだという。オスラーは患者を理解するために、目線（こころの目線も含めて）を患者のレベルに置き、患者のことを知るあらゆる努力を惜しまず、それを実行するためにあらゆる方向からアプローチしたという。これはまさに癒師の姿勢と言える。あるいは一流の医師の姿だろうか。

癒師になるには国家試験はないが、勝手に私が想像するだけだが、我が国民が医療側に求めるのは医師ではなく癒師だろう。医師オスラーが臨床医学の現場に身を置いたのは日本が大政奉還、明治政府の樹立、戊辰戦争とかやっている時代だ。そんな時代に若き国アメリカでは医療の真髄とも言える医学倫理、哲学を熟成させ、医療の質の向上に努めていたのだ。日本伝統医療を擁護するわけではないが、誤解が生じてはいけないのであえて言う。ちょうどその時代（十九世紀の終末）の我が国の医療は、解剖学等の人体構造の科学では西洋に負けていたが、治療学では世界最高のレベルの金メダルに達しており、オスラーに匹敵する良医が各地で弟子の教育に当たっていた。信じられないかもしれないが、そうなのだ。我が国にも真の臨床医が少なからずおり、癒師の育成に尽力していたのである。

江戸時代末期、医師になることを志した多くの真面目な若者は長い時間をかけて医学の知識を学び、医術実践の場に立ち会い、少しずつ医療チームの一員として実績を積み、ようやく免許皆伝となったのである。従って、長い修行による学問と体験は知識と技術を深め、病める人のこころとからだ両面を充分に観察できる目と耳と手を作り、個性を考慮しながら最適の対処法を見つける力を育んだことであろう。日本伝統医療の修業とは、最初から医師となるべくなされたのみならず、癒師の性格をもつ医療者の誕生に向けての教育プログラムだったと思えるのである。師匠が弟子に教えた項目には、病める人の悩みを感じ取ることのできる感性の豊かさの成育も、病める人が自然と癒しを覚えられるような医療者の教養の豊かさとヒューマニティーの涵養もあっただろう。

私の個人的意見の範囲を超えないが、医師は百パーセント理系の頭ではなく、五十パーセントは文系の頭を持つべきである。科学と文学の知識、芸術を楽しみ喜べる感性を持ち、人の艱難辛苦に寄り添える人柄や平静のこころを実践できる禅的なこころのありかたも医療者は持つべきであると私は考える。癒師と呼べる医療者はそういう人たちだろう。

世に、全人医療と呼ばれるものの現場では、病者を舞台の中心に置いた医療が行われることが望ましく、病者が肉体的にも精神的にも求めることを医療者側が感じ、そしてその希望に沿った医療が実践される場ができてきているように感じる。そしてその現場こそ癒師の仕事場なのであろう。

古くから漢方の実践現場では、決して型にはめたり、ガイドラインに沿った医療は行われなかった。これからも行われない。癒師が活躍できる環境での医療が、長い歴史の中で綿々と行われてきたのである。十九世紀に医の姿を説いたオスラーは日本の医療の姿を知らない。もしも日本伝統医療での患者の診察風景を見て、医師と患者との触れ合いを見たならば、それからの医学部での講義内容はどうなっていただろう。私にとって興味深い命題だ。

心身医学巻頭言掲載記事改変

健康寿命への現代医学の貢献はどの程度か

0歳児の平均余命（一般的呼称は平均寿命）は我が国では、戦後数十年で三十歳前後の延長という驚異的な記録を示した。おそらく紀元前数百年に始まった弥生時代の日本人の寿命は、少なくとも織田信長が生きていた紀元一五五〇年頃までは「人間五十年」という有名なフレーズからわかるように、まあ五十歳ぐらいだ。八十歳まで生きた人もいたはずだが、なにせ幼児が七歳まで生きるのにひと苦労だった時代だから、平均をとると五十歳がいいところだろう。男の子は三歳まで生きるとお祝い、女の子は五歳まで生きるとお祝いだった。男の子はやんちゃだから三歳からは身体活動が激しくなり、事故で大けがをして死ぬのでそこから七歳まで生きるのも大変な時代が続いたのだ。

それが、お産で新生児が死ぬことがなくなり、子供特有の伝染病がワクチンで克服された。天然痘がなくなった。また先天性の病気も治療で助けられ、成人できるようになった。一気に寿命は延びた。栄養状態が改善され、脚気も結核も治る病気になった。脚気の原因を見い出せなかった森鴎外は悔しいだろう。さまざまな感染症は良く効く抗菌剤で重症化しなくなった。細菌よりも小さなウイルスというものを見つけられなかった野口英世も驚きだろう。多くが脳出血や肺炎で死んでいた高齢者も、少しの後遺症は残しても命を落とす事がなくなった。現在では「人間八十年」に変わろうとする勢いだ。この平均余命はこれからも延長することが予測されており、西暦二〇五〇年には男性が八〇・九五歳、女性が八九・二二歳になると言われている（国立社会保障・人口問題研究所、二〇〇二年一月）。二〇二五年の段階で、男性が八三・八五歳、女性が八九・四四歳に達しているだろうという別の報告も存在し、人生は間もなく九十年が平均的な長さであるということが常識になるのではないかと思われる。これはとんでもないことなのか、慶事なのか。歓迎されるか、ブーイングか。

一つ、確実に言えることがある。それは、平均余命が延びれば元気でそこまで生きられるかというと必ずしもそうではないということだ。通常は平均余命の数年前からさまざまな病気に罹患し、入院状態や寝たきり状態で最後の時を迎えるのが現実なのだ。すなわち、我が国が突き進んでいる超高齢社会では、高齢者の医療、介護、生活面の保護等の社会保障の人的、経済的負担が増大し、これに少子化が加わると、高齢者は言葉は悪いが社会の厄介者（私もすぐにそうなるのでこういう言い方をするが許していただきたい）、お荷物視され、切り捨てられる危険性も否定できない。役立たずの私など、一番に捨てられるだろう。推計では、二〇五〇年の出生数は六十六万七千人であり、現在の約半分だから、その時点での高齢者の比率は現在よりもさらに大きくなっている。怖い現実がすぐ目の前にきているということだ。私の孫たちが成年となって働き盛りの時代のことだ。オー怖い。

高齢者は社会保障費や医療費による支えが必須となるわけだが、現在寝たきり状態となっていたり長期の病気療養を余儀なくされている要因となったものには、脳梗塞、心筋梗塞等の動脈硬化性疾患、全身臓器の機能不全を引き起こす糖尿病等があげられる。また、骨折の最大の要因である骨粗鬆症も、行動制限や生活力減退の要因となる認知症も、そして、繰り返す入院と生活制限により満足な社会生活が困難となる進行がんもこれに加わる。

骨粗鬆症は現在我が国には一千万人以上の患者がいると推計されており、要介護要因の二十五パーセントを占めている。骨粗鬆症があると、ふとんの上げ下げ等の日常動作で脊椎圧迫骨折を起こすらしく、知らぬ間に背が縮み、背中の痛みが出てくる。転倒すると今度は大腿骨頸部骨折を起こすなどの〝負の連鎖〟を呼びこみ、寝たきりとなると消化機能が徐々に低下し、精神活動も沈滞し、死期が一気に早くなる。一般人口と骨折人口の間には死亡率の大きな違いがあり、社会で十分に活躍できる六十歳代の男性では、一般人口の死亡率は千人に対し二十〜二十五人だが、骨折すると五年以内に九十人が死亡する。これには非常に大きな差がある。これからどんどんその人口が増えるとされる八十歳以上の男性では、その傾向はさらに顕著となる。一般人口の死亡率は千人に対し百六十人ぐらいだが、骨折すると四百三十人がそれを契機に五年以内に死亡するという統計成績があるのだ（Center JR, et al, Lancet 1999）。六十歳以上をおしなべて高齢者と呼ぶべきかどうかは今では議論があるが、六十歳を越えてから脊椎を骨折すると五年以内に二八・九パーセントが死亡するという調査結果だ。大腿骨頸部骨折ではその後五年以内に三七・九パーセントが死亡する。やはりこれは歩けなくなるために臓器の機能が一気に失調するからだと思う。人間にとって〝寝たきり〟というのは確実に死に行く状況なのだ。これらの大多数は、骨折さえしなければ五年間健康で生きられる可能性が、当たり前だがあったわけだ。すなわち、骨粗鬆症の診断が早期になされ、適切な医療介入（生活指導や薬物、理学療法等による治療）があれば余命（特に健康寿命）を延長することが可能なのである。脳梗塞、心筋梗塞、糖尿病あるいは認知症も同様の考え方で、適時の適切な医療介入により、未病の段階で身体の故障箇所を修復し、発病せずに健康状態で生活することが高齢者でも可能となる。長たらしくなったが、これが健康寿命の考え方だ。

いかに今後我が国で高齢者が増えようとも健康高齢者が増えるのは問題にならず、むしろ歓迎されることだと思う。ぜひそうなって欲しい。これからの医療や社会保障の軸とすべき使命は、この健康寿命の延長にある。ＷＨＯでは数年前から平均健康寿命（重い外傷や病気の期間を差し引いた指数）を重視するようになり、平均寿命と併せて発表するようになった。我が国の男女の平均健康寿命は現在七十五歳であり、やはり世界でもトップクラスだ。だが、一方、平均寿命との差は七、八年もある。特に五十歳代、六十歳代での七、八年は個人の人生や社会的活動への影響を考えると重大な意味を持つはずだ。このような観点から、我が国の超高齢社会化は今後なお相当期間継続することが予想されており、発症してしまった病気の治療ではなく、病人を作らない予防医学に主眼を置く医療体制の確立が望まれる。ちょっと考えればわかりそうなことだが、人は腹が痛くなって初めて病院に行こうという気になるし、目が見えにくくなって人にぶつかってばかりになって初めて眼科で白内障の手術を受ける気になるのだ。ごはんがおいしく食べられるのに胃がんや大腸がんの診断を受けたくないのは了解可能な人間の心理だ。だからいつまでも健康寿命の延伸は得られない。予防医学の健康への貢献度は、残念だが小さいものなのだ。

願わくは、中高年や高齢者になっても、いくつかのわずかな医学的な検査値の異常は老化現象として仕方ないとしても、入院生活や療養生活を経験することなく、総合的な健康状態で社会生活を営みたいものである。家庭や社会での厄介者あるいはお荷物ともならず、高い生活の質を得て生涯を閉じることができれば万歳だろう。健康寿命と平均寿命の究極的接近は成功した人生と呼べるのではないか。

私は三十七年を医師という仕事をして過ごしてきたので、せっかくだからかっこ良い事を言わせてもらう。もうじき私も仲間入りするのだが、世界一の長寿国に暮らす我が国の高齢者が、こころとからだ両面から真に健康長寿を喜び、社会から尊敬され、生きがいを有して、毎日の生活を楽しめる社会になることを信じたい。

人との距離

「ちょっと、ちょっと。近すぎるよ、もう少し離れてくれない？」

あまり近い関係でもないと感じているのに、どうもくっついてくる異性なんかについ口をついて出てしまう言葉だ。こういう場合、他方はかなり親しいと感じている、あるいは親しくなりたいと目論んでいることがある。

プロクセミックス（proxemics 近接学）とも呼ばれるパーソナルスペースの研究は、どうやら一九六〇年代からあるらしく、人類学者のエドワード・T・ホールという人が最初に言い出した。そう言われてみると、電車の座席も、ゆったりとした気分で鑑賞したい映画館でも、居酒屋さんでも、隣にくっつくように人に座られるといやな気分がする。落ち着かない。

人間ドックの利用者さんたちに座って待ってもらう時間が長くなると、施設の管理者としてはこういうパーソナルスペースへの気遣いが必要となるので、プロクセミックスというものを真剣に勉強してみた。

こんな研究がある。邪魔になるように二人の人間が通路にいる場合、通行人はどうよけるかを繰り返し実験したところ、結果としては通路を塞ぐペアの組み合わせが、男女―女性同士―男性同士の順で、よける距離が大きくなったという。わかる。男女であれば体が触れてもいいかなーという状況があるということで、そこには個人の意思が反映される。しかし、男女の組み合わせのデータの偏差値は大きいはずだ。壁に張り付いてでもよけたいこともあるからだ。ただ、驚くべきことに美人は大きく迂回されたりするケースがあったということだ。男性同士の場合は驚くことなくそれはある。人相が悪い男が前から歩いてくると、僕は踵を返すこともあるし、横道にすっと入ることもある。そうなるとこの実験方法にはプロクセミックスに大きく影響を与えるバイアスの存在を念頭に置かなければならないから、考察が複雑だ。こんな研究もある。男子トイレを観察対象にし、客と客との距離による排尿までの時間、排尿の所要時間を計測した。その結果は賢明な諸氏ならば正確に解答できるだろう。ボンクラの僕もビンゴ間違いなしだ。なぜならば僕は隣に人が立つと例外なく排尿困難症になる人だからだ。男子トイレは、僕は個室に入らないと用を足せないという不便人なのだ。しっかりとした衝立が男性便器ごとにあるとかろうじて目的が果たせたという経験もないではないが、世の中には隣の人の姿が隠れるほどのそんな大きな衝立を便器ごとにつけてくれている男子トイレはなく、かろうじて僕の施設（人間ドック）と松阪屋高槻店しか今のところ知らない。トイレというものが、女性は全て個室なのに、男性は個室ではないというのが、僕にはどうしても性差の差別のように思える。ということで研究の結果だが、隣に人がいる場合は排尿の時間が全体的に長くなる傾向が分かったということ（僕という人体実験では当たり前）で、人との距離は心理のみならず生理レベルで影響を与えると要約している。

いろいろな研究もなされて、目に見えないパーソナルスペースの形状やサイズや特性が明らかになってきたらしい。パーソナルスペースは、人の前後に長い楕円形で、五種類があり、状況に応じてサイズが変化する特性が判明しているとのことだ。

人との距離は当然好意、悪意、関心、無関心、対人の目的などでも違いが出るわけだが、近くに座る異性に好意を持つというデータもあるとのことだ。ということは、好きになったら、常に近くにいればそのうち相手もその気になってくるということだ。あるかも知れ

	近接相	遠方相
密接距離	0〜15センチ	15〜45センチ
個体距離	45〜75センチ	75〜120センチ
社会距離	1.2〜2.1メートル	2.1〜3.6メートル
公衆距離	3.6から7.5メートル	7.5メートル〜

エドワード・ホールによるパーソナルスペースの分類
（ウィキペディア「パーソナルスペース」記述より表作成）

ない。同性では距離と好意に変化がないというが僕はそうは思わない。いやな奴とは宇宙の果てかと感じられるぐらいの距離を保ちたい。生涯声も聞こえない、姿も見えない距離を置きたい。それってわかりますよね。

社会的役割、年齢、権威、制服、視線、匿名など、さまざまな要素がパーソナルスペースに与える影響があるのだそうだ。異性にモテる人は、こうした近接学のノウハウを自然に身につけていることが想像される。クラブのホステスさんは勉強して身につけるのだ（私見）。どうやら僕はプロクセミックスに縁がなく、自然体で女性に近づくことができない人間だったし（今も変わらず）、気になる女性の傍は居心地が悪かったから、今まで恋が成就したことがない。

第三章　私をかたちづくるもの

産みと育て

親子関係や家族のありかたを深く考えさせる報道があった。二〇一三年秋の映画「そして父になる」が記憶に残っている十一月の終わり、六十年前に出生した東京墨田区の賛育会病院で別の新生児と取り違えられ、別の家族の一員として育ち、すでに還暦を迎えた男性の損害賠償を求めた裁判の判決が東京地裁で言い渡された。私と同年代の男性どうしが取り違えられたことは事実と認定されたが、裁判長の「男性は真の両親との交流を絶たれ、貧しい家庭環境で育つなど重大な精神的苦痛を被った」と語った。これには違和感を感じる。

男性は中学卒業後に町工場に就職したが、取り違えられた男性は大学に進学したと裁判長は言う。それが重大な精神的苦痛とどう関係するのか私にはわからない。取り違えがなかったら、この男性は大学に進学したのか？　それが幸せか？　またテレビの報道では本当かどうかは別として、「本当の両親のもとで育てられたかった」とその男性が述べたとか述べないとかだが、果たして育ての両親よりも慈しまれて愛されて育ててもらえたかどうか誰にもわからない。経済的に余裕のある家庭で育てば幸せになれるというような考えは、全くの空想であり、なんら根拠がない。私がこの男性だったとしたらこの発言はできない。と、格好いいことを言ってしまって申し訳ない。

私は二十六年間産婦人科医師として分娩の現場におり、多くの妊婦さんの担当医として、赤ちゃんを抱いた家族の退院の瞬間に笑顔で立ち会ってきた。その瞬間から赤ちゃんは紛れもなく家族の一員であり、両親もその両親も小さな赤ちゃんの幸せを願い、愛して育てる決意をいずれのケースにも私は感じた。私と妻は三人の子供を育てたが、今そのうちの一人が遺伝的に他人の子とわかったところで、これからの対応が変化することは私も妻も微塵もない。また、よもや産院で取り違えられた実の子が今現れても、現在の三人の子よりも大きな愛情で今後接していく気もないし、それができる自信は一つもない。これは確信的な感覚だが、どうだろうか。異論はありますか？

私は津山の山間・田園地区で生まれ、一人っ子として育てられた。両親の愛情に恵まれただけでなく祖母や市内に住んでいた伯母にも大切にしてもらった。今回の裁判の当事者のように生活保護の家庭ではなかったから貧しい家庭環境ではなかったが、妻の実家のようにお手伝いさんがいたり、庭の池に錦鯉が泳ぐというような裕福と言えるほどの家庭でもなかった。贅沢はできなかった。私は学力が欠如していたので、結局私立大学の医学部にしか合格できず、国公立大学よりも高い授業料を払わなければならないことに両親は結構苦しんでいた。私が大学在学中の六年間は貯金を取り崩し、ぎりぎりの生活だっただろう。苦労して私を医師にしてくれたことに対しては感謝を示す適当な言葉がないぐらいだ。だから私が出生した津山の産科病院で、産湯に入った後どなたかの子供とコットンベッドで入れ替わっていたとしても、今更遺伝的に真の両親に会いたいとも思わないし、そんな事実があっても訴えるつもりにもならない。そういう可能性は0パーセントだ。

言いたいことは、育ててくれた両親が尊敬すべき、感謝すべき両親であり、生まれは二の次、三の次でいいのではないかと思うのである。異常妊娠で半年以上も入院して苦労したとか、難産で何日もかかってやっと分娩できて苦しかったというのは、産婦人科医師として充分に経験済みであるからそれはわかる。「産む」ことに大変な思いをしている家族はいる。しかし、一人の人間を「育てる」のはそれに比較できない艱難辛苦や葛藤の連続だ。はらはらしたり、自責の念にかられたり、それはもう日々戦いだ。人間個人のレベルで言わせてもらえば宗教革命や産業革命、あるいはＩＴ革命に匹敵するような大事業だと思っている。

原告の実の両親は取り違えの事実を知らないまま他界したという。還暦を迎えた子供のことで改めて心を痛める機会がなかったことを私は悲しく思うものではない。

私が当事者なら、人生観も周囲との人間関係も今までと何も変わることなく、自分には今の両親以外にも両親と呼べる存在があったことにひっそりと感謝する。私たち夫婦は両人ともに両親がいずれも八十歳を越えている。あちこちに修理が必要な個所がでていて、子供が気を配って常に見守るべき状況になってきた。親の愛情は見返りを求めないものだが、せめてもの見返りとして、両親の残りの人生に優しく付き合うことを心に決めている。

津山朝日新聞掲載記事　一部改変

一勝二敗の人生

生涯勝率三割三分は、野球の打者ならまず殿堂入り、プロゴルファーならば年間勝率トップ、十年歌手ならヒット曲続出で大晦日のＮＨＫ歌番組の常連になれるだろうが、商売人なら借金人生だろう。映画監督としては、人々の記憶に残るものもあるが、スピルバーグやクロサワほどの世界的名声は期待できないか、まあまあというところ。心臓外科医はどうだろう。どこにいっても手術を断られるという疾患の種類によってはかなりの手術成功率となる。これが進行すい臓がんの治癒率ならばすごいことだ。だが、Ⅱ期の子宮体癌の五年生存率の一勝二敗はまずいし、医師の診断力となると論外だろう。

僕の人生は、大まかに言えば一勝二敗だ。それじゃあ、借金人生じゃないのとか、ちょっときつかった人生だねとか、人から見られても、面と向かって言われても、甘受だ。

少なくとも競争的な物事への挑戦は、僕が幼かった頃から一勝二敗がずっと今まで続いている。前世で善行一に対してその倍の悪行をしたのだ。きっとそうだ。現世でその報いを受けているらしい。国際専門医学誌への医学論文の投稿なんか、平均すると三誌への投稿でやっと一誌に、何度も書き直した上でやっと受理されるという具合なのだ。何度も悔しさで寝られぬ夜もあり、情けないことこの上ないが、「そうか。一勝二敗の人生なんだ」と思えばどうってことない。僕の宿命のようなもんだから。医学研究関係の受賞というのも三勝五敗だからほぼ一勝二敗といっていい。医学研究助成資金の獲得も六勝して九敗だから一勝二敗よりちょっといいが、ざくっと語ればまあ同率だろう。

五回見合いして、そのうち二回は僕はどうでもいい義理気分で受けたものだったのでこちらから予定通りお断りしたが、あとの三回は本気見合いだった。三回ともこちらから「お願いします」と手を前に差し出した。なのにそのうち全面的な僕のお気に入りだった二人の女子には、無慈悲にもお断りが入ったのだ。理由がわからん、僕的には。今でもわからんぞ。三人のうち一人だけ何とか踏みとどまってくれて、今の伴侶になった。これも一勝二敗。結果は悪くはない。大学受験も一勝二敗だったし、今までの生涯で三度買った宝くじで当たったのは一度だ。三千円。我が子にかけた父親としての期待、夢はどうだろう。言及は控えたいね、これは。想像にお任せだ。みなさん、一勝二敗でないことを祈ってください。

こうしてみると、こちらから能動的、積極的、前進的な行動に出ているものは全て一勝二敗であって、そうでなくても勝率は五割を大きく割り込んでいる。自慢じゃないが、僕の人生は負け組、いわゆるlooser集団に属する。ええじゃろ。安気（岡山弁で〝あんき〟と読む。スケールオーバーのストレス暴露環境でも何も心配せず、心安らかなこと）じゃね。

これからも一勝二敗の人生を楽しむつもりだ。失敗してもそのうち成功するだろうし、駄目なことが続いてもそのうちその半分ぐらいの良しが来る。

やっかいごとだらけの人生

古くから日本では〝禅〟の修業に座禅があるが、ヨーガもマインドフルネスストレス低減法も、やっかいだらけの人生をいかによりよく生きるか。

マインドフルネスストレス低減法の創始者であるJ・カバットジンは「やっかいごと」という言葉をプロローグで用いて、ストレスの源を説明している。人は人生を歩む上でやっかいごとに出会い、抱え込み、解決に迫られる。無理やり押し付けられることもあり、立場上仕方なくやっかいごとの当事者となることもある。それは避けられない。人はそのやっかいごとから逃げたり、棚上げにしたりしてストレスを軽くし、なんとなく時間の流れや人の気持ちの移り変わり、やっかいごとの関係者の立場の変化や異動でやっかいさが薄れたり消え去ったりすることを期待することもある。動物としての一つの自己防衛反応だろう。やっかいごとに関して自分を無感覚にしてストレスから逃げるという行動であるが、これにより心の平安と日々の生活の安定を得られることがある。ただし、そういう精神の行動化により、やっかいな物事はさらに複雑となり、一層のエネルギーを要する解決が必要となるかも知れない。身近な人間関係でも、職場でも、地域でも、そして国際紛争でもそういうのはある。夥しい歴史が証明している。

これに対して、やっかいごとに真正面から問題に取り組み、打ち負かされ、病気になり、精神が崩れてしまう人もある。安定と調和を求めたのに、混沌から抜け出せなくなって不安の日々に身を置くしかなくなり、次に進むには自分を壊すしかないという結論に至る。人は弱いものだから、そういう答えを出してしまうこともある。やっかいごとという言葉にピンとこない人には、子供さんに命に関わらない程度のちょっとした病気があったり、妻にちょっとした浪費癖があったり、職場の部下に時々アルコール癖で問題を起こす人がいるというようなことを思い浮かべていただければいいと思う。社会問題で言えば、生命科学界のSTAP細胞騒動とか、国際政治や経済世界では周辺国との我が国の付き合い方とか、関係者の方々にとっては関わりあいの程度によって大小さまざまにやっかいごとと感じているだろう。

自分はそういうやっかいごとに見舞われた時、どうしていたか思い出してみる。結婚の時、アメリカ留学を言われた時、新たな職場へのオファーをもらった時、うろたえ、とまどい、しばらく考えないことにし、事案によってさまざまな心の動きがあった。概ね考え方のくせとしては「悲観的」だったように思う。

今は大人になったということだろうか、やっかいごとを秘かに面白がるようになった。というか、「自分の心模様はこのやっかい事を面白がっている」と思いこませて向き合うようにすると、必要以上に避けることもなく、気持ちが病むこともなく、曲がりなりにも解決に向けて進めるわけだ。

飼い猫とインシュリン

ありふれているが猫の名前は「ミケ」だった。僕の覚えている人生の非常に最初の時期の数年一緒にいた。老猫となっていたミケはこたつの周りでもごもごしながら最後の短い期間を過ごしていた風景をよく覚えている。田舎で離し飼いだったが、時々家の前の道でうろうろするくらいで、ほとんど敷地内で暮らしていた。陽当たりの良い縁側での日向ぼっこが大好きで、長生きだった。「チズ」はそれ以来の飼い猫だ。次男がどこからかもらってきたのだが、詳細はよくわからないままだ。かわいいかわいい子猫だった。動物病院に連れて行ったら生後三ヵ月とのことで、品種はマンチカンのブラック&ホワイトだ。家族は皆この子猫をチーと呼んだ。

猫は絵の題材となることが多いが、ミュージカル「キャッツ」のように音楽劇やポップスなどにもよく登場する。もう一年ほど前になるが、「百万回生きた猫」という題名の演劇を大阪のシアターブラバで観た。僕が割合好きな女優満島ひかりさんが主演。すなわち猫。森山未来君と二人で熱演した。彼女はこの演技に高い評価を得て二〇一四年早々「杉村春子」賞を受賞した。演劇を頑張っている人は欲しい賞だろう。ミュージカル仕立てのため、何度も歌うシーンがある。歌はどうかと訊かれると、多くのコメントは避けたい。僕はどうしてもお金をいただいて歌を披露している人には辛口になってしまうので、コメントを始めるとだんだん気持ちが入ってきて、過激なことを言い、ついつい書いてしまうから。紳士の僕はあえて争いを生むことはしないのだ。

満島ひかりさんの印象は映画「悪人」で強く残る。ここからじゃないだろうか、彼女がスクリーンやＴＶ画面に頻繁に登場し始めたのは。妻夫木君が犯罪人になる背景を作った性根の悪い、色気のある女の役だ。いい演技だった。僕はこの女が真夜中の峠道で妻夫木君に殺されても、かわいそうだと思えなかった。哀れと感じなかった。それほど迫真の演技だった。プライベートでは最近結婚されたようだが、こんな女性が家族の構成員ならいいなあと思う。あの笑顔は何ともいえない。

我が飼い猫に戻る。我が家にきて三年ほど経った八月だ。妻が珍しく夏風邪をひき、寝込んだ。すると不思議なことにチーが妻に寄り添うように布団のそばで横になっている。妻がいつもと違うことを心配して添い寝してくれているんだと感じた。賢い猫がいるもんだと我が飼い猫を自慢した。だが、妻が一週間で床上げができたのにチーはそのままだ。雰囲気として「グターッ」という表現が当てはまる寝姿をしている。そういえばここ一ヵ月、夏の暑さがひどいとはいえ、こんなに水を飲むかというほど毎日水を飲んでいた。そしてよく食べた。僕たちの顔をみると、ごはん、ごはんと叫んでいた。まさかと思いながらもう二日ほど観察したら、ふらふら歩き、ちょっとした段差も上がれなくなった。すぐにどこにでもごろんと寝てしまう。もう何も食べなくなった。妻も、こりゃーおかしいと感じた。目が黄色になりドロンとなった。絶対病気だと確信した。

動かないチーを病院へ連れて行くと案の定「糖尿病ケトアシドーシス」で血糖値は八〇〇を超えていた。有無を言わさず即日入院。肝機能もガタガタになっていた。目は黄疸の黄色だった。獣医はなんとなく悲観的な口調だ。僕はちょっと覚悟した。獣医は点滴しながらインシュリンを打ち、胃瘻造設で管からペースト状の栄養物を注入し、やることはやってくれていたが、人間の場合を想定するとどちらに転ぶか今がヤマかもしれない。僕は医者なのに気づいてやれなかった自分を責めた。人事を尽くしたらもう神に祈るしかないのは人間の医療の世界の常識だが、それは猫にも通用するだろうと勝手に思い込んで、何とか持ち直してくれるよう八百万の猫神様に祈った。

世に生まれた時からインシュリン分泌不全だったんだろうが、もう持ちこたえられなくて激症発症したI型糖尿病だ。僕は突然猫の糖尿病に詳しい人間の医者になった。このことがあってから、話題が糖尿病に及ぶと、「猫にも糖尿病があってね。その治療はね・・・」と講釈を始めてしまうようになった。

入院して一週間は一進一退の病状だった。結局二週間以上入院生活を送ったように記憶する。その間気が気じゃなかった。退院してもしばらくは胃瘻からの栄養補給をしながら口から食べられるようになるのを根気よく待った。口で咬んで胃瘻を引き抜こうとするのには困った。やっとチューブがなくなり元気さが戻った時はもう十月に入っていたんじゃなかったろうか。それから数年以上毎日二回のインシュリンの注射が欠かせない。血糖値は結構変動するが、猫は二〇〇ぐらいがいいのだそうだ。食欲も尿の量も日々さまざまだが、十歳を越えても何とか活動量は一定の元気さをみせている。厳しい食事制限のために低カロリーキャットフードしか与えられない日々だが、気まぐれに与える鰹節のかけら、生魚の切れっ端、ちくわの一切れなんかを喜んで食べてくれる姿を見ると飛び上がりたくなるほど楽しくなる。
ところが・・・。

十一歳になったある日、久しぶりにたくさん草を食べて次男が散歩に連れて行った翌日、極端に食欲が落ちた。インシュリン注射をやめて様子をみた。一夜明けた翌日朝からもりもりと食欲が戻って一安心したのだが。その二日後の夜中だ。

「父さん、母さん、チズが変!」

次男が夜中僕たちの寝室に息を切らすように入ってきた。妻は飛び起きて一階に降りた。ドキッとして僕もそれに続いて降りた。ぞっとした。次男の言い方が事の重大性を語っていた。

チズはごろんと横になり手足をピーンと伸展させているではないか。首を大きく後ろに反って、さらに口を大きく開け舌を突き出して喘いでいる。過呼吸状態だ。目を開けているが、どこにも焦点は合わず、瞳孔は半開き。反覚醒した僕の脳は今まで見た事もないチーの姿を見て、急速に回転を始めた。猫としては異常な形。全く身体を動かさない。家族の呼びかけに全く反応なし。意識がなく異様な顔つきになっている。危ない感じがする。

次男はチズが大好きだからこころは不安で一杯だ。時計を見ると夜中の二時半だった。

「朝まで持たんかも知れん」

これが僕の第一声だった。なぜこんな事になったのか皆目わからないが、何かしてやらなければいけない。チーが苦しむのは困る。あまりにもかわいそうだ。

「かわいそーに。どうしたん？　チーちゃん頑張れ、頑張れ」

妻が声をかけ、身体をさする。

「一時間前は階段の下にうずくまってたんよ。なんか元気ないなーと思って、今降りてきたらこんなんになってた」

次男はそう説明した。三日前、一日食べなかったことで急速に何か体内で大きな変化が起きた。チーの身体はちょっとしたきっかけで非可逆となる準備ができていた。そうじゃないだろうか。糖尿病性腎障害とか血管障害が知らぬ間にぎりぎりまで進行していたことから、これは腎不全によるコーマなのか、広範囲の脳梗塞か。

真夜中だ。動物病院は救急対応はしていないだろう。自分たちで、僕たちの手の中で苦しむチーを何とかしなければならない。次男も妻もノープランだろう。チーの頭側と尾っぽ側に二人はべちゃっと座ってオロオロしている。この二人がチーの救命に有益なアクションを起こしてくれるとは到底思えない。

朝までまだ数時間もある。この切迫した症状は、〝この猫はもはや夜明けまでの命は保証されない〟ことを否応にも飼い主に見せつけている。いろいろと頭を巡らしているうちに頭が冴えてきた。僕はチーを冷静に観察する事を決めた。

まず、ボーっとしている感じの意識障害だ。障害程度は三桁だろう。人間ならつねるともしかすると顔をしかめるかも知れない。一〇〇というところか。瞳孔の左右差はない。眼球は内転も外転もない。拘縮様に手足をピーンと突っ張っている。左右ともひどく緊張しており、弛緩はない。テタニーという感じだ。手足の姿勢にも左右差はない。脳梗塞か脳出血を疑っていたが、これはどうやら違うらしい。じゃあ、腎性コーマか？　だが、最近尿量は減っていないし、徐々にふらふらがきているような様子は感じていない。ではなにか？　熱は？　ない。腹を押さえても柔らかで腫瘤もない。

不安はある。血液のデータがわからないから電解質が大きく崩れているかも知れず、尿素窒素が高値かも知れない。でも黄疸もなし、チアノーゼなんかもない。鼻先の色は悪くない。では何だ？　糖尿病の猫が何の前触れもなく、というか二日ほど前に腹の具合でも

悪くなったのか一日食事をしなかった。それと関係があるとしたら、

「低血糖発作かもしれんなー」

自然とそういう言葉が出た。可能性がないわけじゃない。糖尿病患者が倒れて意識を失っている場合はまずこれだ。だが、こんな後ろに反り返る姿の伸展位でハアハア呼吸が苦しいか？　違う気がする。

「違うかも知れんけど、低血糖発作かも知れんから、何とか口から砂糖水を流し込んでみようか」

できないかもしれないが、もうやるしかない。必死の次男がすぐに砂糖水を作って持ってきた。

「これどうやって飲ます？」

「ティッシュにしみ込ませて口に含ませて」

次男は砂糖水でべちゃべちゃにしたティッシュペーパーを、だらりとあけて舌を出している口に当てて、少しずつ絞るようにしている。しばらく何の反応もなかったが、そのうち喉に流れ込んだのか、反射的にぐっと飲み込む音が聞こえた。

「飲んだ！」

つい声が出た。次男は一生懸命だ。お尻や腹をさする妻の手に力がこもる。何度かゴクッという感触が喉をなでる僕の手に伝わる。しっぽの先五センチほどがピンピンと動き出した。そうこうしていると、右手が動いた。錯覚かと思ったがやはり動いた。すると、だらりとあけていた口を少し塞ぐ瞬間がでてきている。左を下にして顔を横にしたままのチーの口に次男はどんどん砂糖水を含ませたティッシュペーパーをあてがうものだから、顔の左側はすでにべとべとのごわごわになっているが次男はやめない。何度も砂糖水を作り、運んできている。

「左足が動いた。突っ張ってない」

妻が喜ぶ。よし、このまま行け、行け。僕は心で叫んだ。もう僕の判断は間違っていないと確信した。血糖値が上がってきて脳細胞が働きだしたのだ。そのうち意識が戻る。もう少しだ。

苦しそうな過呼吸がやんだ。両手が動き、突っ張りがなくなった。

「目に正気が戻ったように思う」

次男が言った。その通りだ。瞳孔が大きくなっている。目が見えているようだ。助かった！　命を繋ぐことができた。猫らしい顔つきに近くなってきている。そのうち身体に力が戻っていることが実感できた。上半身を起こそうとしている。助けてやると上半身だけはスフィンクスの格好ができた。首の反りがなくなった。でもまだ左足の力がなく下半身の動きは悪い。

「後遺症が残るんかなー」

次男は心配そうにそう言う。命の危機は脱したがそんなムード一杯だった。

「脳細胞がどのくらいの時間低血糖にさらされていたかによって決まるなー」

事実、僕は悲観的だった。覚悟していた。とにかく命が助かったし、その上植物状態も回避できたから、今後足が立たないぐらいはどうってことない。介護を覚悟だ。四時を過ぎていた。気づかないうちに外は白んでいる。

「夜が明けきるまで、君はチーと添い寝」

そう言って僕はベッドに戻った。

眠れないまま朝を迎え階下に降りると、僕の指示通り次男はしっかりチーと添い寝しており、チーは驚くなかれ下半身もすっかりスフィンクス座りしている。何事もなかったようにキョロキョロしている姿に心底安心だ。あとで聞くと、次男は十五分おきに起きてチーの様子を確かめながら朝を迎えたとのことだ。

今回の大騒動、大事件、大危機を乗り越えられた一番の功労者は次男だ。まず異常の発見が早かった。もう少し遅ければ命は助かっても植物状態だった。そしてこれでもかという一生懸命の砂糖水の流し込みだ。初期治療のあとの様子観察も含めての献身的な治療だ。

翌日、何事もなかったように普通に動いている我が愛猫の姿に涙が出た。

十年前に三途の川の光景をみただろう、愛猫チーは無事に十三歳となり、今日も「飯くれー」と僕の後ろをついて回る。

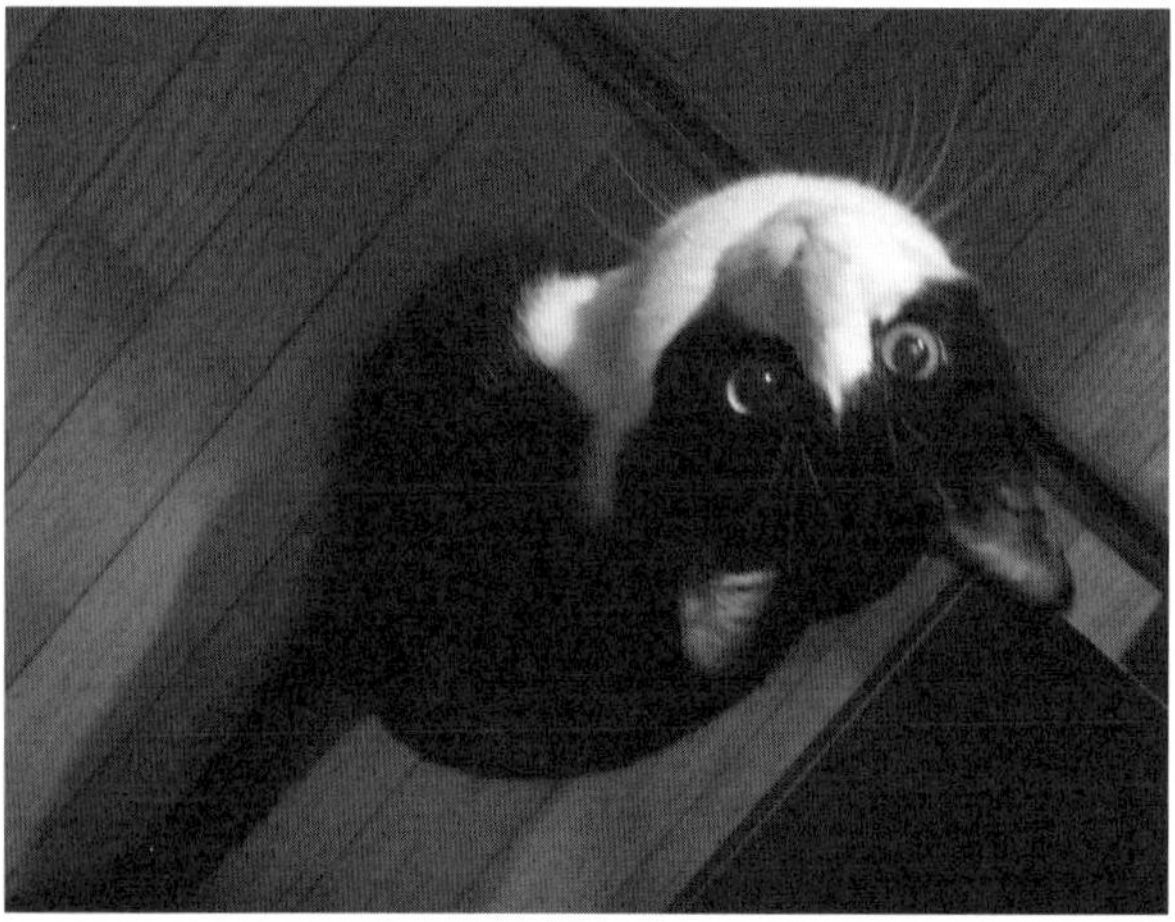

Photo by Takahisa Ushiroyama

爽風が吹き抜けた

爽風が吹き抜けた。京阪バスでＪＲ高槻駅から京阪枚方市駅まで一緒だった一人の青年である。だから僕は朝から気持ちがいいのだ。僕は一人で新幹線や特急列車で学会発表や遠方での会議に出向いたりする際は、車中でイヤホンをつけて音楽を聴くことがある。小さな音の出る機械を皆が普通に持ち歩く世の中になったから、僕も例外ではない。大音量でのイヤホン音楽鑑賞は難聴を引き起こすことが医学疫学研究で証明されているから長時間はイヤホンしないし、年に数回のことだからいいだろうと思っている。今のところ聴力検査で高音域の聴力低下はない。レクイエムとかの宗教音楽やらＪ-ＰＯＰＳやら、きつーい演歌やら、僕は音楽ならなんでもござれの姿勢だ。忘れてた、僕の何とかｐｈｏｎｅには大量の落語が入れてあるから、京都—東京の往復で八つの演目が楽しめる。最近は、まず「さだまさし」の暗く辛い、そして人生の機微を描いた歌を四、五曲聴き、次に「坂本冬美」、「いきものがかり」、「前川清」を合計五、六曲いって、ジャズに進み、ブラスバンド数曲から「小椋圭」を三曲、そしてレクイエムときて、休憩となる。これが基本形。途中に韓国ドラマの劇中歌やＮＨＫ朝のテレビ小説主題歌や合唱曲に浮気することもある。車窓からの景色に飽きたらまた聴く。これで目的地まで退屈しない旅となる。

いつもの通勤路線バスに乗り込んでしばらくすると、後ろの席からシャカシャカという小さな音が聞こえてくることに気づいた。何とかｐｈｏｎｅのイヤホンと耳の隙間から漏れてくる音だ。最近は外耳道に密着する高性能のイヤホンがどんどん新たにできてきて、少々高額だが、普通の音量ならば音が周囲に漏れなくなってきた。技術革新は僕が気づくととんでもない所まで行ってしまっている。ついこの前、ウォークマンに驚いたばかりだったのに。

いつもの乗り物の車内のことだから僕は気にもせず読書に取りかかり、さっそく自分の世界に浸る。今日の文庫本は宇留島進著「日本の怪獣、幻獣を探せ！」だ。ページをめくるたびにドキドキする。僕の愛読書ジャンルの上位にくる類いの書だ。しばし後、

「音、漏れてるよ」

と中年男の声。まだバスは動き出していない。

「あっ、漏れてますか？」

と若者の声。すぐにシャカシャカはなくなった。僕の後ろの空間でのやりとりだ。表情は見えない。そのすぐ後にバスは発車し二十五分後、枚方市駅到着。

僕が席を立とうとした瞬間のことだ。

「さっきは注意していただいてありがとうございました」と若者のはきはきした声。

「えっ、あーいやいや」と中年男のくぐもった声。

座席から立とうとしていた僕の横を若者がすり抜けて行った。バスを降りてちょうど僕の前を歩いていたその若者は二十歳ぐらい。学生風。僕は君を応援する。彼は京阪電車の改札を通った。一瞬、爽風が僕のからだを吹き抜けた。

人との関わり、他人と馴染む

生きていく中で、これさえなければということが人にはある。貧困や戦争、あるいは病気という人もあれば、特定の人物や行動をあげる人もいるだろう。年賀状というものが世の中になければどんなに心安らかに一年の最後の一週間が過ごせるだろうという意見もある。はたまたスギ花粉と黄砂が飛び交う三月という季節がこの世になければと心から願っている御仁もあろう。私もその一人だが、もっと人生に大きな影響を及ぼすようなものでなければいいと強く強く私が願うのが〝人との関わり〟である。

人生ほぼ六十年を生きてきて、自分の中で真実として確立していくことがある。私は、とにかく人と関わるのが物心ついた頃から苦手で、努力によってもどうしても人に馴染めない、人との関わり方がいつもまずいというのが私の〝人となり〟という面での真実だ。

私の性格を構築している大きな柱となっている。これは努力してみてもどうすることもできない。何度も積極的に人と関わる試みはあったが、全て失敗だったたし、どっと疲労感が増し、体調が回復するのにそれはもう時間をひどく要するのだった。

私はややこしい問題をかかえる組織にいること、解決に時間がかかり多方面への働きかけが避けられないような相談を持ちかけられること、いろいろなことに気を配らなければならない立場にいること、結構お付き合いが大変な人とほんの一瞬でも接点を持つこと、全て一番苦手なことだ。

そもそも子供時代、友達を遊びに誘うことができなかったし、遊びにも行けなかった。誘われれば仲間に入れてもらった。学童時代、平均よりも少し我が子の勉強に力が入っていた私の両親は、授業でわからない個所は教員室を訪問して担任教師に積極的に質問することを強要した。これが子供の私には大きなストレスとなった。中でも今でも明瞭に記憶するのは音楽の授業での六／八拍子と三／四拍子の区分についての教師の説明だった。わからなかった。ある曲を鑑賞してそれが六／八拍子であろうが三／四拍子であろうが聴き方に区別をつけるわけでもなく、今私がやっている合唱団での演奏にしてもこの拍子の違いを厳密に正確に歌いわけることが重要項目であるとも思わず、気分で歌えばいいわけで、どうでもいいことだ。しかし、両親は音楽の試験問題に私が正解を出すことを強く望む人たちだったから、悲劇となった。小学二年生だった私は教師に勇気を奮って質問を始めた途端に苦しくなり、沸々と涙がわいてきて、もう言葉が出なかった。私があまりにも泣くものだから教師はかける言葉を失った。その時の教員室の明るさも教師の座っていた場所も窓の位置も鮮明に記憶している。この小学校は児童数の減少に伴い廃校となり今はもうない。中学生になっても高校生になっても自分から決して友人を作らず、避けているにも関わらず寄ってくる人だけを話相手にした。人並みに勉強して医学部に入ると、入学式後のオリエンテーションで横に座った学生が私に声をかけてきた。今でも親友である。医学部時代からの付き合いは二、三人に留まる。小学校や高校の同窓会をやっているようだが、会いたい友もいないので楽しみではない。

いい年になってから結婚に踏み切ることが最大級のストレスだったことは言うまでもない。知らない女性と会話をする必要を迫られるし、結婚後はもしかすると自分の人生が続いている間はずっと一緒にいなければならない。最も重い人との関わりとなる。婚姻は家の繋がりということになると、相手の親族との付き合いも生まれる。やはり最大のストレスだ。だから、私には恋愛結婚というキーワードはなかった。女性にアプローチするなんて、人との関わりをこちらから積極的に行動して獲得することで、それは私の得意領域の対極であるから、こんなにプレッシャーなことはない。特に素敵な女性の心をがっちりとつかもうとするには相当の量と質の高い行動を起こす必要があるだろう。今まで人とできるだけ関わらないように、馴染まないように生きてきたのに、そういう生き方を真っ向から否定することから始めなければならないわけで、それは無理だ。だから両親が見合いの話を持ってくるのを待っていた。というか、両親は私が医学部在学中から見合い写真を多方面からもらっていたようで、医師になると堰を切ったように立て続けに見合いの話を持ってきた。いろいろな理由をつけて断っていたが、そうそう抗しきれるものでもなく、何度か押し切られた。

結婚に踏み切った理由は、おそらく今の妻と関わったことがあまり苦しくなかったからだと感じている。見合いの席でも、その後のちょっと一緒に過ごした時間も、人と関わりを持ちたくない気持ちが緩んだ気がしたのかもしれない。この女性とは馴染めるかもしれないという雰囲気があったからかもしれない。私の錯覚かもしれないが、今のところうまくやれている。

きっとこれからも新たに友人を作ることはなく、積極的に人にも何かの組織にも団体にも関わっていくこともないだろう。今ある繋がりを少しずつなくして、顔を見たくない人物のテリトリーには絶対に近づかず、人間関係の断捨離をする。そしてひっそりとした、居心地のいい、残り少ない人生の時間にするつもりだ。

医業に生きた八十九歳の随筆

日々の思いを文章に起こすことが苦もなくできる米寿の高齢者の比率はどのくらいだろう。一パーセントを超えることはないだろう。現在の出来事に過去の思い出を絡めて、すらすらと文字を連ねて文書を構成するのだ。私の岳父だ。

「国境の長いトンネルを抜けるとそこは雪国だった」はノーベル文学賞作家の小説の書き出しだが、「無花果日記～其の七」に出てくるエッセイには「いま思う」や「二年前から私は完全に過去の人間になってしまったと思っていた」、あるいは「今回全く想定外の入院をしたら元気になった」という書き出しがある。ぐっとくる。いったい何が書かれているんだと、早く先が読みたくなる。全編こんな感じで纏められている。読者をしてぐんぐん物語の世界に引き込まれてしまう言葉の並びだ。そして、それに続く文章がくどくない。

軽やかだ。ぽん、ぽんと読み進めることができる。

一部抜き出してみる。

「七十三年前の今日、真珠湾攻撃のニュースが大々的にラジオで報じられた。中学三年生だった私が学校に行って受けた最初の授業は地理だった。先生は黒板に大きな世界地図を広げて、この大きな国と戦争するんですぞと言った。いかにも負けるのが当たり前であるかのように。私もそうだよなあと思った」

この部分が、このエッセイの書き出し（起）なのだが、この戦争で日本軍がどんどん負ける成り行き（承）が続く。戦後七十年だから、戦争の思い出話になるかと思いきや、いきなり「今日しかないと思ったのである」という文章が登場（転）する。そして自然体で、卒寿に向けて尺八の練習に挑戦という結び（結）で、「一年あれば何とかなるだろう」と締めくくられる。うまい。始まりが七十三年という数字で、最後に一年という数字を持ってきて、〝そうだよなー、七十三年からみれば一年なんかあっという間だから、きっと三絃の練習と尺八（千代の鶯）の暗譜は一年あれば何とかなるだろう〟と読者に思わせてしまうのだ。読者はすっかり作家の罠に嵌められてしまうというわけだ。

「無花果日記」は本巻で七冊発刊された。いずれのエッセイも佳作ぞろいだ。今回はこれまでよりも箏曲、尺八の演奏会や練習に関する話題に多くのページが割かれている。この種のものには相当の専門用語が登場しており、ほー、それってすごいことなんだと感じながら、演奏会ご苦労様と読ませてもらった。すっかり読み終えて、読書好きの私は満足したが、最後の〝あとがき〟の文章の質の良さに、フルコースのフランス料理をしっかりと楽しんでから最後のデザートに改めて舌鼓を打った感があった。

「またもやこんな馬鹿げた文章を羅列することしかできなかったのかと已の厚顔無恥に恥じ入る心境になり」と「視野の狭いこと丸出しだなと苦笑せざるを得ないけれども」という表現にはすっかり感心した。直木賞作家のごとき表現だ。

岳父は昭和二十年代に医学部を卒業し、産婦人科医師となった。医学部では有名な岡山大学出身だ。昭和五十年代までの産婦人科医療はほぼ名人芸や医師としての腕で支えられていたといっても言い過ぎではない。胎児の心音はトラウベという筒で聴取しなければならないし、胎児の発育の程度は手の感覚でつかむしかないし、双子か三つ子かの判断も母体の腹部からの胎児部分の触診から診断しなければならない。昭和五十五年の段階でも、産婦人科医療はやはり腕の善し悪しが大きかった。私が当直を頼まれた開業の先生は、「ひとり痛んでいる（陣痛が来ているという意味）妊婦がいるけれど、少なくとも双子。

もしかすると三つ子かも知れんからよろしく」

と、私に気楽に言って帰ってしまった。私は一晩中不安で眠られず、何度も胎児心音を聴くが、何やらいくつも聴こえる。妊婦の腹を触ってみるが、いくつも突起が触れる気がする。混乱する頭を抱えて、結局朝の六時に分娩となった。二人出してすぐに内診すると、何やら足を触れる。三人目がいると判断し、すぐに破膜した。骨盤位分娩の経験は十分ではなかったが、そんなこと言ってられない。頑張った。何とか出したが、何やらまだお腹が大きい気がする。恐る恐る内診してみると小さなボールのようなものを触れた。四人目だ。最後の一人は頭からすぐに出てくれた。気づくと七時半を過ぎていて、ぐったりしていると院長が出勤してきており、

「よ、ご苦労さん。四人いたのか。こりゃーわからんかったな。全員アプガール十点。よくやった。朝の医局のカンファレンスに間に合わんようになるで。もう用意して早うお帰りや」

と、声がかかった。今では超音波検査装置や胎児心拍陣痛モニター機器が整備され、詳細に胎児の様子も分娩進行状況も把握できる。私が産婦人科医師として研修、研鑽した頃に比べ、岳父の若き頃、あるいは油の乗り切った開業医時代は、まさに腕一本だった。検

査所見や数値を頼りに医療を行う私とは医師としての腕は雲泥の差だろう。そういう医療世界での実力というか、自信というものが、何となくエッセイの行間から感じられるのも、面白い。いろいろな意味で感心しながら読ませてもらった。

さて、この絶妙のエッセイの作者は妻の父だが、一族に芥川賞作家で、長く文学賞の選考委員を務めた日野啓三さんがいる。びっくりだが、そういう由緒ある家系なのだ。物書きにも遺伝というものがあると確信した。だが、そうすると私の妻のＤＮＡにもどこかにその遺伝子はあるはずなのだ。私は未だに遺伝の片鱗を感じさせてくれる（と期待を抱いてしまう）妻の書き物を知らない。妻は文章を創造するという作業に、ある種のひどい苦しみを感じるらしい。かつて夏休みの宿題で一番苦手だったのが読書感想文だったと聞いたことがある。その創作は苦しくて苦しくて仕方なかったそうだ。私も好きではなかったが、苦しみというほどではなかった。軽い気持ちで本を読んで、プロが書いた解説も読んで、それをヒントに自分の（子供らしい）表現にして適当に文章を作った。別にそれで文学賞を取るつもりもなく、先生に褒めてもらおうとも考えなかったから、すいすいと書けたのだろう。子供の時分の妻はどうだったのか。私のように力を抜いていいかげんに書こうとしなかったのか。不思議だ。

近未来に、妻の物書きの（きっと今は眠っている）遺伝子が、何らかの刺激因子で発現することを楽しみにしている私なのだ。繰り返し七回も実父のエッセイを目にしたことは、残念だが遺伝子発現の促進因子にはなり得なかったようだ。

人間しょせん運、不運

内臓を人に晒して見せてしまうようで恥ずかしいが私自身の運の話をする。私にはこれまでの人生で五つの幸運があった。不運は数え切れない。このごく少ない運（幸運）と夥しい数の不運のアンバランスが今の私を作り、私らしさでもある。人間しょせん運、不運であろう。芥川賞作家の古山高麗雄さんは、常々そう語っていたそうだ。

まず一つ目は、両親の元でこの世に生を受けたこと、そのこと自体が幸運だった。でもそのことに気づくのは四十歳を過ぎてからだ。ずっと愛情を受けて育ったし、医師になって自立生活を始めてからも親は何かと私からみれば必要のないと思う心配をし、五十歳を越えた現在でも正月には「お年玉」を持ってやってくる。こんな親がいるか。

両親の前ではいつまでも子供でいられる幸せはあまりにも心地よい。たまに一人で実家に帰ることがある（これは拠所無い事情以外の何物でもないが）と、まるで両親は私を小学生低学年扱いだ。部屋で一人でパソコンなど叩きながらテレビを観て就寝前の時間を有効活用していると、プリンとお茶など携えてやってきて、ピンボケの話題を振ってくる。適当に話を合わせていると、向うも適当に解釈し、納得する。親子とはそんなものだろう。なんとなくお互いの健やかさを確認する。だが、両親はもう二人とも後期高齢者になったから、すっかり病の器だ。

だから私は両親が生きている間に、そして私をきちんと認知できる間に、親孝行をしたいと思い、せっせと努力をしている。結構喜んでくれることから、親から受けた恩の二十パーセントぐらいは今のところ返せた気でいる。金婚式には北海道旅行をプレゼントし、大阪伊丹空港で出発を見送り到着を出迎えた。テレビに出演する際にはあらかじめ日程を教え、著書が出版されれば送っている。父は地元の書店をはしごし、同じ本を大量に買い漁るので、「これ全部同じ本ですが、よろしいですか？」と店員に何度も念を押されている。振り込め詐欺の被害者と銀行員との押し問答さながらだ。

二つ目は、あれほどの産婦人科研修医としての激烈な生活で死ななかったこの身体である。そんな精神と肉体をくれた両親には感謝という上っ面をなでるような言葉では言い切れない恩を感じている。とりあえず五十五歳まで社会人としての動ける身体とまともな精神で生き、医師の仕事が三十年もできたので、まあこれでいいかと思っている。私が職業として選んだ産婦人科医は、医師の過剰勤務と医師不足が社会問題となった数年後も、未だに月に三百時間の平均勤務時間をキープしているそうだ。しかし、考えてみると私の研修医時代、夜中に何度も起こされて緊急手術や病棟処置や分娩をやっていたことを勤務時間に入れると、月四百五十六時間は働いた（実際の私の行動パターンを思い出して計算した）。そして日曜日もたいてい病院にいたから、そうすると約五百時間のひと月の勤務時間だ。その頃の産婦人科の若手はそんなものだったろう。三百時間であれば、日曜日も一日自由だし、もしかすると二日に一度は夕方六時頃には病院外に出られるのではないか。病院外の洒落たレストランなんかで夕食が食べられるのではないか。これは楽ちん勤務だろう。それが過剰勤務だろうか。でも今の時代の産婦人科学会はひと月三百時間超えると過剰勤務と騒ぐ。私の研修医時代というか、四年目までは三十六時間、六十時間連続勤務は当たり前であり、その間三時間仮眠ができれば良いほうだった。よく死ななかったものだ。同級生は、黄疸が出て急性肝炎になったり、突然高熱が出て意識不明になりＩＣＵで大量のステロイド投与を受けて黄泉の国の玄関を覗いたと言う者もいた。勤務中にくも膜下出血で激しい頭痛をきたし、実家まで何とかたどり着いたがそのまま意識がなくなり若い命を落とした同級生もいた。医学生時代に出席番号が一番違いの親友だった。その知らせに驚きが治まったあとは涙が止まらなかった。今の世なら当然世間が騒ぐのだろうが、医者は医療に命を捧げるものだという空気が黒雲のように私たちの意識を覆っており、戦闘で落命する軍人のような扱いであった。私も病院で走り回っている時に死ぬのは本望と考えていたから、それはもう洗脳と言うしかない空気なのだが、今から思えば恐ろしいものだ。

でも死ななかった。健康を害することはたびたびで、今では決してそんなにひどくはならない感冒でも、信じられないほど重症化して、当直室のベッドで唸っていたことなど、回数は両手に余る。これだけ過酷な医師としての勤務に耐えられる精神と肉体を両親からいただいたことは幸運以外にはないであろう。本当によく死ななかったものだ。

過酷な時間を生きて五十五年だ。これからは与えられた人生の時間だから、何があっても、何を言われても、どんな境遇に落とされても、十分に楽しめる。まだ自分の足で歩けるし、目も耳も健在だ。人並みに頭脳も働く。一日、何かしらあるが、会いたくない人にも会い、やりたくない作業もせざるを得ない場面にも遭遇するが、全てエキサイティングで、退屈な人生を面白くしてくれている。そう思えば、楽しいことだらけだ。ここまで人として生かしてくれた我が精神と肉体にきちんと感謝する言葉を探すが見つからない。

医学部に入学できたことは、我が人生の中でも五本の指の親指か人差し指ぐらいにランクする不思議というような強運であった。これが三つ目の運。賢い人にはわからないだろうが、ある種の奇跡があった。田舎の県立進学高校の三年生になってから、「君は三度に一度は驚くほどの成績をとるから、大学入学試験は必ず三校受けるように」と担任に念を押された。それじゃあ博打だ。でも冷静に振り返ってみると、それは中学生の私に遡る。確かに定期の学期試験でも三回に一度は学年で三番以内に入ったし（とはいっても学年全体で二百人しかいない小さな学校）、高校入学に向けての県下の模擬試験でも、理由はわからんが県北全体二千五百人ぐらいの中で八番だった。高校に入ってからもこの現象は続く。当時の我が出身校はえげつない進学志向高校であったから、三年生になると試験の嵐だった。三回試験を受けると、そのうち一度はクラスで一番か二番だったし、ある時は学年全体で二番だった。一番でないところが私らしいのだ。その時の試験で一番だった同級生は東大法学部に現役で合格した。在学中に司法試験に合格して弁護士をしている。きっと私の知らない脳の構造をしている。

担任の勧めを忠実に守り、医学部は三つ受けた。最も入学試験の出来が悪かったと感じた大学が私を受け入れてくれた。その入学試験は私の記憶に深く残っている。国語、英語、社会は可もなく不可もなくできた。理科は物理と化学で出来はよくないが、受験生皆同程度だろうと思わせる問題だった。結局当落は数学の出来だった。五問のうち、一問はどうにもならない苦手問題で、ほんの少しの部分点狙いに終始するしかなかった。三問はまず大丈夫。残りの一問が積分だった。この問題、実は三日前になんとなく開いた、どこかの大学の入試既出問題の修飾バージョンだった。微積分は私の波長に合うので好きだったが、その種の問題はどうにも苦手で、それまでは見ないようにしていた。だが、もう目の前に入試が迫り、ジタバタできないところまで来ていたので、焦っても無駄と開き直り、遊びのつもりでたっぷりと時間を使って問題に向き合ってみたのだ。山奥の谷間に作るダムに要するセメント量を算出する問題だ。半日ほど、そればっかり眺めて過ごし、のんびりと関連する問題も解いたりしながら時間を潰した。気楽だったせいか、高校に三年間通って、ようやくその種の数学の問題の解き方が理解できた。受験勉強をしていて初めてといっていいほどの爽快感とストンと胸に落ちる感覚を味わったという記憶がある。これが受験の二〜三日前であった。

大阪医科大学の入学試験を受けたのは昭和四十八年二月二十三、二十四日であった。よく覚えている。微積分を駆使して解いていくダムの数学問題がやっと理解できたその気分をまだ引きずっているうちに、解いたばかりのその問題が目の前にあった。「この問題知ってる」。不思議な心境だった。完璧に正解した。結果を見ずとも満点がわかるぐらい二百パーセントの正解を確信した。自己採点だが、模擬試験でもお目にかからないほどの高得点で、数学は最低でも八十五点を得た感触だった。しかもかなり堅い。この時の数学の試験を終了した時、久しぶりの爽快感だったことから、私は神の加護を信じた。三回の試験で一回の私の快挙は、いつも数学がキャスティングボードを握っていたから、これが合格の決め手だったことは何度考えても間違いないことだ。それまで目を背けてきた微積分のダム問題を入試直前に解いてみる気になったのか、未だに不思議である。奇跡とか、神の導きとか、そんなジャンルの出来事だった。

我が親は、よくぞ私に医学部を受験させたものだと感心する。曽祖父は軍人だし、祖父は農業大学を卒業した農業一本の人（若くして他界したが）だし、父は地方公務員で、私は兼業農家の長男だ。周りに医療関係者は一人もいない。なぜか両親は私を医学の道に進めようとした。実家の農地をどうするんだろうかとふと思うが、高齢にも関わらず楽しく農作業をしている父とのやりとりでは一度も話題に上ってこない。

さて、四つ目。今の妻と結婚したこと。これに優る幸運はない。私は仕事場で患者さん相手に「結婚は人生最大の博打だからね」と常日頃のたまうのだ。患者さんの多くは賛同する。特に離婚経験がある中高年婦人の皆様方は大きく頷く。そして言う。「最初の結婚の時、親の反対を押し切った私が大ばかだったわ」とか「今のだんなに巡り合ったのは奇跡みたいなもんよ」とか。私の場合、夢中で医師の研修をしていたせいで、恋愛など非現実の世界だったから、よくテレビでやっているラブストーリーは、自分の生活圏とは遠く離れた、北欧の山深い清らかな湖で、のんびりと釣りをする自分を想像するよりも遠かった。

医師になって三年目に入ろうかという時期に、両親が一枚の写真を持って来阪した。それは見事な和服の見合い写真だった。しばし見とれた。見たこともないほどの美人だったからという理由ではない。その写真は、人物の表情から女性らしさと穏やかな人間性がにじみ出ていた。そういうポートレートが私の好みだったから、その写真の素晴らしさに見とれたのである。「そうや、こういう写真が撮りたいんや!」と叫ばずにはいられない、という気持ちが瞬間沸騰した。妻には「なんや、この美人顔にボーっとなったんと違うんかい！」と怒られそうだが、真相はそういうことだ。だからこの女性には会ってみたいと素直に思った。音楽大学を出たばっかりの声楽家（の卵？雛？）であることもかなりポイントを稼いだ。両親は、「ちょっと目が小せーけど、優しそう」とその女性を評した。ずいぶん後になって、写真撮影（二十歳の成人式の際に撮影したらしい）の日には、二人の姉が協力して両サイドからアイシャドウを大量に塗り、一ミリでも大きな目に見えるよう、化粧に尽力したのだそうだが、その努力は我が母には通じなかった。

見合いは岡山市のホテルの一室だった。母親から、「服を新調して着てこい！」と、きつく、何度も釘をさされていたので、私は紺色の三つ揃えスーツを買った。大層な仰々しい、まさしくお見合い！　というもので、人生経験としては双方にとって価値ありだった。自分が大人のすることに参加しているという（本当にそうなのだが）、ひと回り大きくなる気がした。今ではもう何も覚えていないが、二人でタクシーに乗って、岡山駅地下街（一番街という。今でもある）に行き、喫茶店でしばし過ごしたことは覚えている。そこで彼女は躊躇もせずにコーヒーを注文した。これが私にはちょっと問題だった。「何にしようかなー」と躊躇したあと、「じゃあ、無難にコーヒーでもお願いします」と言ってほしかったのだ。

「コーヒーを飲むのは不良」という固定観念が二十六歳にもなる男に残っていたのだから驚きでしょう、皆さん？　自慢じゃないが、岡山県の山奥にある津山という田舎町では、喫茶店そのものが不良の巣窟だと、生まれて十八年間教えられていた。そりゃあもう、刷り込みだから、容易に払拭できない。目の前の女の子は不良か？　という思いが一瞬頭をよぎったのだ。私のその心の動きは目の前の若い見合い相手の女の子にはこれっぽっちもわからなかっただろう。「東京の大学に行ってしまうと、女の子は全員やっぱり不良になってしまうんやなー、都会の絵の具に染まらないで帰って、なんてやっぱり無理なんやなー」という思いが瞬時にして頭を駆け巡った。世間の常識を大きく逸脱した変人だったのだ、当時の私は。

「私、プリンアラモードとレモンソーダ頼んでいいですか」と言うのを期待していた私は、かなりの時間、彼女がコーヒーを飲む姿に、まるで真っ白の白衣に、二ミリほどの血の飛沫が付着した、なんとも言えないすっきりとしない気分を味わっていた。見合いなのに。本当に〝おかしい男〟だった。その日から二十七年経った今、二人で仲良くスターバックスでコーヒーを注文し、何のためらいもこだわりもなく、夕食後にはスペシャルブレンドした豆でうれしそうにコーヒーを淹れているのだから人生わからない。結果、彼女は不良ではなかった。当たり前か。

この見合いの日、そのホテルには青年浩宮様が来ていた。これは全くの偶然だ。私たちが二人でホテルの玄関からタクシーに乗ろうとしたら、玄関に通せんぼがされていて出られない。ロビーが通行止めだ。青年浩宮様をさっと公用車に乗せるための道ができていたのだ。その人垣の陰から、タタタッと駆けていく青年浩宮様を二人は見た。これは格好の話題となって、後年なにかとこの話が出てくる。きっと一番街の喫茶店でもその話をしただろうが、私は目の前の娘が不良かも知れんと疑っていたから、話した内容は忘れた。

とんとん拍子で話は進み、以前に本に著したが、逢瀬を重ねるうちに、ガソリンがほぼ底をついている車でも一向に気にすることなく、ニコニコと私をドライブに誘うぐらいの「テキトーなお気楽娘」と判明し、もう一度書くが、コーヒーが好きだが不良でもなかったので、見合い後十ヵ月で結婚式をあげた。その十ヵ月に何度か大阪と福山を行き来して面白い話もあるが、それを全て書くには全てのページをもらわなければならないからガバッと端折る。それからは、出雲にも、アメリカのオクラホマにも、私の都合にあわせて文句も言わずに気持ちよく付いていきてくれた。妻は私の人生をきっと百倍価値あるものにしてくれたに違いない。懸賞付年賀はがきの一等賞に当たったことのある私だから、そのくらいの確率で妻と巡り合ったのかも知れない。無事に銀婚式を過ぎ、もうじき三十五年の二人の生活を迎えるが、妻に対しては愛情と感謝以外の感情は何も思いつかない。

人間しょせん運、不運だし、人生もそうだ。二〇〇八年十月に光文社から再刊された角田和男氏の「修羅の翼」には、作者が日本帝国海軍の零戦パイロットとして終戦までの十年間の凄まじい戦記が収載されている。昭和二十年に入ってからは特攻要員となり、八月十五日も「魁作戦」のため、角田少尉の特攻第一七大義隊は五〇〇キロ爆弾を装備した爆装零戦を試運転し、離陸態勢を整えて出発命令を待っていた。そこに「出撃待て」の指示でエンジンを止めた。終戦は台湾宜蘭飛行場である。それまでの夥しい回数の出撃での空戦で隊長や僚機、部下をほとんど失い、自らも幾度も負傷し、傷が癒える前にまた出撃している。搭乗員の墓場といわれたソロモンの海で、硫黄島で、決死の戦いを何度も経験し、特攻作戦にも投入され、生き抜いた人だ。九十歳を越えてからも戦友らの慰霊の行脚を続け、二〇一三年に天寿を全うされた。〝強運〟の人だ。こういう人のノンフィクション記録を読むと、人間しょせん運、不運ということがあらゆる場面、あらゆる瞬間に起きていることがわかる。旧約聖書の伝道の書には「天の出来事にはすべて定められた時が有る」とあるが、なんか詭弁のような気がする。

光文社ノンフィクション文庫から発刊された蔵増実佳著の「望郷の戦記」にも凄まじい強運が描かれている。海軍中尉として終戦を迎えた蔵増氏は、アメリカ空軍からワン・ショット・ライター（一撃で火達磨になり撃墜できる）と呼ばれた、防御力ゼロに等しい一式陸攻の操縦搭乗員として、海軍飛行隊の小隊長という消耗の激しいポジションで太平洋の激戦地を戦い抜き、二百回以上の出撃で隊長機、列機を何度も失いながら、万余の銃火飛び交う文字通りの死闘をくぐり抜けて何度も生還した。南方戦線での航空兵の墓場といわれた戦場ラバウルで、所属した飛行中隊の中隊長数名と最初に配属された部隊での同僚の小隊長十七名のうち、生き残ったのは著者一人であった。一式陸攻は戦闘機ではなく、陸上攻撃機であるから、足は遅く、戦闘性もひどく劣り、寄ってたかっての攻撃の的にされやすい。九七式艦上攻撃機や九九式艦上爆撃機の搭乗員でも、あの大戦を生き抜いた人は極めて少なく、操機技術や戦闘能力に加えて限りない運があったとしか思えないのである。昭和十九年春からのラバウル撤退に際しては、著者よりも撤退順が早くてもその輸送船が空と海から攻撃され、三千人の海軍飛行機乗りのうち、わずか数名を残して全員が海の藻屑と化した。一日早く輸送機で撤退した隊は、撤退先での攻撃命令に従って出撃して全員戦死し、あるいは著者より遅れての撤退組は、反撃がなくなったラバウルで、米軍に思うように蹂躙され、多くが地上で命を落としている。不運の狭間のわずかの幸運の時間に著者の撤退が、うまく組み込まれたとしか思えない事態だ。撤退先のペリリュー、テニアンで、未熟な飛行兵に航空術、特に夜間攻撃術を訓練し、毎日の米軍の執拗な基地攻撃に耐えていた著者は、組織的な海軍の特攻作戦が敷島隊から始まる昭和十九年十月下旬のわずか二ヵ月前に、ただ一人、多くの将兵を残し、命令により本国横須賀の飛行実験所に転属とされ、青森の三沢で終戦を迎えることになる。

陸軍の戦闘機特攻隊でも同じような、信じがたい強運の人がいる。第二八紘隊(後に一宇隊と改名された)の大庭恂一少尉がその人だ。隊長栗原中尉率いる十二人の特攻隊員たちがフィリピン海域の米軍艦船に次々に突入したのは昭和十九年十一月二十三日から十二月十三日までである。大庭少尉が太刀洗飛行学校に入って厳しい飛行訓練を行ってほぼ一年を経過していた。知覧基地からの沖縄海域特攻に繋がる陸軍特攻の先駆けとなった飛行部隊だ。順番に出撃し、いよいよ自分の番だと覚悟した十二月六日の夕刻、大庭少尉は特攻出撃基地のネグロス島タリサイ飛行場に、最もよく整備された陸軍一式戦闘機「隼」を貰い受けて向かっていた。その時点ですでに大半の隊員はこの世の人ではなかった。その飛行中に発熱し、なんとか着陸したが、すでに立てない。デング熱だった。見舞いにきた生き残りの隊員たちは別れの言葉を言って、爆音を残したまま帰らなかった。たった二人になった特攻生き残りの、身体が不自由だった小野少尉の乗機はエンジンが故障し、動かない。発熱と下痢で苦しんでいた病床の大庭少尉は、小野少尉に何度も哀願されて、根負けし、乗機は結局交換された。十二月十三日、小野少尉は援護機なしの単機で出撃。ミンダナオ海で突入し、散華した。レイテ戦は終焉し、ネグロス島のバコロド地区の第二飛行師団には、もはやまともに飛べる飛行機はなく、その補給は途絶したため、病気快癒後に何度も特攻出願をしたが、叶わずに三月まで過ごした。米軍がネグロス島上陸直前の三月下旬、運よく脱出し、三ヵ月をかけて戦地を転々として内地に帰還した。すぐに内地での攻防の任務についたが、その後は特攻任務に戻る話は一度もなく、調布飛行場で終戦を聞いた。死地を求め得ずだった。この経緯の詳細は書かないが、出撃直前にエンジントラブルが起きたり、飛べると感じた飛行機はすぐに別の用途のために返却させられたり、終戦まで生かそうというような天の意志を感じるようなところもあるが、やはり幸運の連鎖以外の何物でもないというのが素直な感想だ。フィリピンの海に散った十一人の戦友の冥福を祈らない日はないと言う。

最後五つ目の幸運は、私になぜか趣味が多いことだ。無趣味という人が世間にはいると聞くがそれは不幸だ。私の趣味の広がりは中学生時代から始まった。吹奏学部に入りトランペットを担当した。音楽の教師からオファーを受けて入部した。一年生の一学期最初の中間試験で、音楽で満点を取ってしまったからだ。三年間の練習の末、最後のコンサートでのトランペットのソロで失敗した。人生初めてのトラウマとなったが、四十年を経過した今、また楽器に挑戦したい気持ちで満ちている。最近、ローランドの電子楽器を買った。サックスの音色から、クラリネットや尺八まで、そっくりの音が出るらしい。時間をかけて練習したい。

高校で美術部に入り油絵を覚えた。大人の世界に踏み込んだ気がした。国語の教師は、私を「画伯」と呼んだ。たいして上手でもなかったが、絵を描くのは大好きになった。油は描きあげるのに根気と時間を要するが、コンテ、パステル、水彩は手軽に描ける。一時、絵はがき作りに凝ってしまい、好きな女の子の気を引こうと、自分で描いた絵はがきを送った。効果は絶大だった。変人とは思われなかったのが幸運だ。大学で男声合唱団に入りプロにレッスンしてもらって、歌うことの楽しみに取り憑かれた。私の大学生活は、歌が中心だった。社会人中心の京都の合唱団に入れてもらい、合唱コンクール全国大会にも出演し金賞をもらった。写真が好きでカメラは何台も持っている。刻々と変わる夕焼けの写真もいいし、人物の一瞬の表情を焼き付けた写真もいい。まだ欲しいカメラは何種類もある。ただし高額だ。料理するのも大好きだ。土曜日、日曜日の夕方に自宅にいれば、必ず私が妻を押しのけて食事を作る。楽しい。料理好きはおそらく大学生の頃から。シチュー作りが大好きだった。作ると友人が食べにくる。少しずつレパートリーが増えていった。ダイエットを意識した三年前からは、炊き込みご飯と野菜の料理がマイブームだ。料理用品もすぐに欲しくなる。台所の物が増えることを嫌う妻には睨まれる。

読書は病気と言えるほど。実際に読むよりも購入する本の数が多くて、本棚には未読書がずらりと並ぶ。十代は、いわゆる古典文学作品と言えるような、太宰とか芥川とか藤村とか志賀とか、いっぱい読んだ。大人になると社会派サスペンスばかり読み漁った。それからは軽いユーモア小説、重い歴史小説と、戦争ノンフィクション物が多くなった。医療ドキュメントや小説もそれなりに読んでいる。移動する乗り物では、書物を持ってないと身体の一部がなくなったようで、そわそわしてしまうのだ。毎月四、五本の映画を観る。映画好きという自覚は大学に入ってから先輩に連れて行かれた梅田の映画館で見た「失われた地平線」からだが、医学部高学年、新米医師の時代は、少し遠ざかっていた。それが突然再開したのは、我慢できない暑さの夏、大阪市内でどうしても涼が欲しくて、梅田の映画館に偶然入った時からだ。「途中からですがいいですか」と、もぎりのお姉さんに言われたが、内容はどうでもよかった。エアコンに浸りたかった。どうでもいいストーリーの映画だったが、「こういう空間に一時身を置くの、ええじゃないの」と感じた。世間からちょっとの間避難できているようで、もちろん平日の昼間だからガラガラだし。そのうち夫婦で映画を観るようになるとタイミングよくシネマコンプレックスという施設ができるようになり、同じビルで同時にやっているいくつかの映画の中には、まあ一つぐらいは観てもいいかなというのがある。夫婦割引で、二人で二千円というのも私の映画好きを煽った。時に、映画に人生を思ったり、生き方を学んだりする。笑うし、涙する。こちらは座っているだけで、いっぱい楽しめる。

一刻も早く仕事人を引退して、毎日とっかえひっかえ趣味に耽りたいのだ。心底そう思っている。社会から引退した暁にも、退屈な時間は一秒もないという確信に近いものがある。少なくとも、毎日絵を描きながら歌ってるだろうし、昼間一つ映画を観て、適当に散歩したあと夕食を作り、それから読書だ。週末はカメラを背負って撮影旅行に行く。いろんなコンサートにも出かける。幸運に感謝だ。

僕は数え切れない夥しい不運は早く忘れるようにして、また思い出さないようにして、人生五十五年で手にした、たった五つの幸運を頼りに生かしてもらっている。これは幸運なほうか？

「ほんのわずかの運の悪さを恨んだりする」という、小椋圭さんや美空ひばりさんが歌う〝愛燦燦〟の歌詞を見て、大きく頷く人が多いはずだ。だが一方、「人生いたるところに青山あり」とか「人間すべて塞翁が馬」とか、はたまた「禍福は糾える縄のごとし」とか、いろんな賢人の言葉もあり、私はちょっと救われる。

参考文献
角田和男「修羅の翼　零戦特攻隊員の真情」光文社、二〇〇八年
蔵増実佳「望郷の戦記　奇跡の一式陸攻」光文社、二〇〇八年
渡辺洋二「特攻の海と空　個人としての航空戦史」文芸春秋、二〇〇七年

メタボリック症候群の功罪

更年期女性医療に関わって三十年が過ぎた。その間、日本人女性の平均寿命は順調に延びて世界一を保っている。そのこと自体悪いことではないが、医療費の伸びもシンクロし、保険医療システムは事実上崩壊した。病院収益は伸びず、実効労働医師数も伸びず、患者の権利意識は大きく伸びて、医師は立ち去り、医療そのものがまるで有償ボランティア化して、疲弊するボランティアに対して厳しい責任追及がある。誰が止めるのか、もうわからなくなっている我が国の医療混乱である。

混乱する医療といえばメタボリック症候群である。二〇〇五年四月に日本肥満学会等により設定された基準は、発表直後から物議をかもし出している。諸外国の診断基準と大きくかけ離れていることが理由の一つであることは全ての医師が感じている。これを決めた委員会はりっぱな肩書きの医師たちで構成されているので、さまざまな理由で反対し、自分達の権威と名誉を守ろうとするだろうが、一番患者の身近にいる診療現場の医師たちが違和感を抱くような診断基準は、おそらく早晩見直されることになると感じたが、それから十年経ってもまだこの基準のままだ。いいのか、これで？

中でも一番きつい基準は男性の腹囲だろう。八十五センチは大阪のおじちゃんたちの平均より短いのではないかと感じる。そういう私も新調するズボンの腹囲はかつて八十八センチに成長し、若き日の面影が消えかかっていた。十年間、医科大学の助教授として診療以外に医局や大学内外の事務処理、教育関連雑事に多くの時間をとられ、しかも毎日論文執筆に追われて、週末もなく深夜までデスクに縛り付けられていた。猛烈なストレスを少しでも和らげるために、甘いものを食べながら、座りっぱなしの書類作成や論文執筆を延々と行っていた。そのおかげで、気づくと高血圧、脂質代謝異常、肝機能障害で、立派なメタボリック症候群になっていた。その診断基準はどうであれ、歪んだ生活習慣による半病人であったことは間違いない。体重は六十九キロになっていた。学生時代の五十二キロという細身はどこに行ったのか。人間の身体って果てしなく変貌するのだということを実感した。

ある日、死神の影を見た私は一念発起して健康生活を実践してみることにした。自分が、今の基準でのメタボリック症候群といううあまりうれしくない病名を与えられることに耐えられなかった。とにかく歩いた。我慢して歩いた。一万三千歩／日平均を続けた。卵、牛肉はやめ、ごはん茶碗は小さいものに買い替え、野菜ばかり食べた。油を使った料理は遠慮した。四ヵ月後に腹囲七十八センチ、体重五十六キロになった。一年後の採血では脂質異常も肝機能異常もなくなり、血圧も正常値範囲に入った。もちろん体も軽く、若者ファッションが楽しめるようになった。医科大学を辞めて看護短期大学の教員となり、雑用が一気になくなった。感覚で物を言うが、デューティーで縛り付けられた時間はかつての一／二〇になり、自由に振舞える時間が十倍になった。看護短期大学の教員になってからは論文執筆は十編／年程度になったが、楽しんで執筆ができるようになった。いくつかの学会からの論文査読は毎月あるが、追い立てられるほどではない。看護大学の隣の敷地にある病院では、医科大学病院時代一日八十～百人診察していた患者数を十五人以内に抑え、心身医療の領域では自由診療も始めた。自分としてはスローセラピーを実践するスローライフと称して、砂漠のオアシスのような看護短大の三年間を送ったのだ。

二〇〇八年春から義務化して始まったメタボリック症候群健診はほとんどの中高年日本

人を病人と認定するだろう。こんなに病人を作ってどうするのか、おじさん、おばさんをこぞって病院詣でさせるのかという声があがるだろう。だが、メタボリック症候群は「未病」である。治療には医療費を一銭も使わず、食生活の見直しと運動を中心とし、ストレスのない生活を実践すれば脱却できることが私自身のロールモデルで明らかだ。ところが、病院サイドの対応はそんなことおかまいなしとなる。大量のメタボリック症候群患者に、盛大に医療費を使おうとする医師が大量に出没し、病院の収益を上げようとする経営者が続出するだろうことは火を見るよりも明らかだ。そう心配した通り、この十年間我が国の医療費は高騰している。

二〇〇九年からは医科大学病院の新設された予防医学施設で働くことになり、積極的にメタボリック症候群や早期がんの診断を行う立場となった。はからずも再び自由時間がなくなった私だ。健康な母集団からさまざまな検査手段で病人を作り出しているように思われるだろうが、実際は発病前に初期治療を始められるため、少ない医療費で健康が回復する。未病段階での医療費の消費は限りなく削減できる。予防医学の範疇でメタボリック症候群に立ち向かえば理想的な医療システムとなるのだろうが、これを病気として高血圧や糖代謝、脂質代謝異常に積極的介入医療を行うことが保険医療制度の崩壊の最終段階の引き金にならないことを、一医師として願っている。

再びプチダイエット開始

永遠の輪廻にどっぷりと絡められたことを実感している。非情な決意で開始したダイエットが一応の成功をみたのが五年前だ。六十九キロの体重を五十五キロまで落とした。腹囲は九十センチから七十二センチになり、ズボンは全て買い替え、スーツは寸法直しした。医学効果としては健康診断での多くの血液異常データがギリギリだが全て正常値に回復し、二日に一度のからだのだるさ、不眠、微熱、むかつき、心臓の痛み、不整脈がなくなった。健康感というか爽快感が甦った。生き方や物事の捉え方を積極的に変え、時間の使い方を人生を楽しくするように有意義なものにしたこともあり、毎日のからだの調子は見違えるほどよくなった。徹底的なカロリー制限ダイエットだった。卵、肉、揚げ物、外食をやめ、茶碗を買い替え、六時にわずかな夕食を摂った後は空腹感を紅茶でごまかした。ごはんは小さくなった茶碗に七分目ほど。野菜と豆腐のおかず。昼食は弁当とし、夏場は三口で終わってしまう素麺だけ。すさまじい空腹感が襲う。八ヵ月で十四キロ減量した時、鏡で見た自分の姿は長期入院後の病み上がりのようだった。穿けるズボンはなかった。

ダイエットは成功したあとに本当の苦しみが来る。ダイエットに成功して七年。一年前までほぼ三日ごとに体重計に乗る習慣があったのだが、ある秋の日、結構大食し、翌日の体重測定をあえて避けたところ、それっきり体重計が埃をかぶってしまった。こんなのはちょっとしたきっかけだ。体重計に乗ることぐらいどうってことないと思われるが、健康自覚、健康作りの動機づけにこれほどいいものはないのだ。せっかく苦労して体重を落とし、ウエストを細くしたのだから、リバウンドしてしまうのはもったいないもったいないと声を出して少食に耐えていたが、一度つっかえ棒が外れると、僕は弱い。それからしばらくして、たまたま炊飯器を買い換えた。十万円をはるかに超える南部鉄器釜の一番高価な炊飯器だった。なんとまあ炊いたごはんのおいしいこと。こんなおいしいごはんは、生きているうちにしっかり食べんといけん！　とせっせとごはんをたくさん食べられる夕食メニューとなった。これが続いた。体重計のことを思うとチクッと心が痛むが、ごはんがおいしい。たっぷり夕食をした後、饅頭もおいしい。

　今年の初夏、衣替えの季節、どうもズボンがきついことに気づいた。昨年の夏に新着したぴったりズボン。思い切って買ったなかなかのやつ。何かの時に穿くのだと楽しみしていたのがあった。恐る恐る試してみた。悲劇だった。前のファスナーがしまらないではないか。一ヵ月ほど「どうも一サイズ小さいものを間違って買ってしまった」と思い込むことにして、これは解決した。でも確認のために体重計に乗る勇気はなかった。

　八月の終わり、待っていた温泉が高槻のセンター街に開業した。無色透明の天然温泉だ。喜んで出向き、しっかりお湯を楽しんでから、ふと、本当にふと、それとなく脱衣場の隅においてある体重計に乗った。な、な、なんと、六十キロ超えとるやないか！　ＢＭＩは二一か。一般的には〝超ええやんか〟と言われるところだが、僕には地獄の数字だった。地球破滅の数字だ。い、い、いかん！

　というわけで九月に入って、気持ちの入ったダイエット再開となったのである。今は二日に一度体重計に乗っている。第二期ダイエットも目標は四キロ。第一期の十四キロに比べればプチダイエットだ。今回は食事内容を変えてみた。自分を使った人体実験でもあり、これが医者としてメタボ患者の指導内容にもなるので一つのロールモデル作成への挑戦でもある。今回の食事基本は糖質制限食。すなわち脱糖分、脱炭水化物だ。ごはん、パン、うどんは禁忌。砂糖もほぼ九割削減。コーヒーは今までやったことのないブラックで通す。できるだけ野菜と肉、魚、大豆のたんぱく質だけでやってみることにした。脂肪分も少し入れないと細胞膜が破れるから（僕の論理）、第一期では原則禁止していた卵や植物油をOKとした。僕の大好きなマヨネーズも制限しない。もちろん一日の合計カロリーは目指せ一三〇〇キロカロリーだが、あまり神経質にはならない程度とする。食事後すぐに空腹感が襲うが、第一期の経験から、これはいろんな味のお茶でごまかせる。開始五週間。体重はギザギザ波の経過をたどりながら徐々に落ちて、やっと今日五十八・四キロだ。長く続けるために週に一度のごはんの日と甘いものの日を設けた。食欲の秋を横目で睨みながら、艱難辛苦十一月中旬にまず五十七キロ台突入するぞ。

さて、その十一月下旬、三ヵ月で炭水化物、糖分抑制ダイエットによりBMIを二一・九から一九・五まで、体脂肪率を二〇・五から一七・〇まで下げた。今回はプチダイエットだったが成功した。しかし欲望に負けると一週間で一キロ増加する。BMIを二〇未満に維持するのは並大抵の我慢ではできないことだ。僕の身長では体重は五十六・五キロを超えてはいけないことになる。普通に腹八分目で日本食、洋食なんかを取り混ぜながら毎日きちんと食事をしていると、僕は六十五キロほどになってしまうのは経験から確信できる。今までの体調管理の経験から僕は五十六キロ台でうろうろしていくのがいいと決めた。

体重管理は当たり前だがインとアウトのバランスだ。基礎代謝分に一日の動きに必要なエネルギー分を加えた熱量を超えたインはいらない。日々の変化のない生活で食事によるカロリー摂取が一日一〇〇〇キロカロリーでも体重が減りすぎたという経験は僕にはないので、食事制限には限界がある。アウトを調節するしか現在の体重維持の方法はないことになる。数年のダイエットの経験ではウォーキングの効果は絶大だった。早歩きとか軽いランニングもいい。五十分ほどのランニングとか一万歩以上のウォーキングは、今の仕事をしながらでは不可能だ。努力目標として設定しても到達は無理だ。それならば休日や仕事の後に運動をして、できれば四〇〇キロカロリーほど消費していきたい。

我が妻の最も不得意とするものが迷うことなく二つある。朝の早起きとランニングだ。二人でマラソンのテレビを観ると必ず、私は絶対やらないという発言を今まで二十回ほど聞いた。市民マラソン大会のファミリー参加コースに出てみないかという提案は我が家ではなんの意味も持たない。机上の空論に終わる。そこで、ゲーム性とか時間の融通や天候に左右されないということも考えて、ボーリングはどうかと考えている。具体的な計画はまだないが、現時点で計画を練ることを決めている。まずはホームグラウンドをどこにするかですが、どうなるか。

二〇一一年　記

世捨て人にとって

世捨て人にとって、苦しいのは夢と希望のある人の話をじっと聞かなければならないことだということ、みなさん知ってますか？　人生にアグレッシブで何かを自分の行動と権力で変えようと考えている人の話もいけない。余生と思う大切な時間に、他人のステップアップ人生のための計画や、誰かの誹謗中傷のうわさを聞くのも閉口だ。肩書きもなく責任のない立場で、雨のように、川の流れのように、ひっそりと世の隅で誰かのために働いているのが余生の正しい過ごし方だと思う。

人生、人より早めに引退をして、体が動き、精神が異常をきたさない、そして記憶が消えやすくならない年齢のうちに自由になりたいと思っていた僕は、織田信長や上杉謙信が人生を終えた四十九歳になっても組織に縛られた生活だった。子供に多額の教育費がかかり、どうやりくりしても社会からの引退ができない状況だったので、我慢に我慢を重ねて仕事に出かけていた。それが四十歳代。精神も肉体も結構ほころびがきて、このままじゃー、近いうちに死ぬかなーと感じる時間が時々出てきていた。近い将来入院する羽目になるだろうと、確信に近いものがあった。入院するか、出奔するかして、今の生活にピリオドを打とうかとも考えていた。神はこんな個人の思いは知らないらしく、現実の過酷な生活からの解放を許してはくれず、五十歳の誕生日を迎えてしまったのだ。武田信玄ががんか何かで戦の最中に他界した五十三歳になっても僕は社会から引退できずに、毎日単純ではないが、あまり自由な時間がない生活を送っていた。これは結構ざらざらした気持ちになるもので、暇な時間を持つこともあったが、それもいやーな気分が伴っていた。

五十四歳になって、子供たちが家を出た。とはいってもまだ大きく生活の援助が必要だったが、それには期限をつけたので、もはやそれ以上身を粉にして社会人をやる必要がなくなった。僕にとって世捨て人準備の第一段階へのステップを踏み出す機会が到来した。

現代語では「自由人」というのだろうが、それよりもやや積極的に社会と関係を絶った生活を送るのが「世捨て人」だろう。僕は大分昔から、親としての子供の養育義務がなくなったら、すぐにでも世捨て人になりたいという強い希望を持っていた。僕の父親は、僕が医者になって自分の稼ぎで生活できるようになった時、自由を得た。父親は四十九歳だった。だから僕も少なくとも五十歳で解き放たれたかったのだ。そして父親は長年勤めた公務員を定年まで待たずに五十九歳で辞めた。夢を追った時期もあったが、七十歳からは町内会長の連合組織のまとめ役などをやりながら家業の農業にいそしんでいるうちに日本国から褒賞というものをいただき、天皇陛下に会いにいった。八十歳を越えてもハンドボール協会とやらに関わって生きている本当の自由人として日々多忙に過ごしている。

元来、僕はポツンと一人で深山の庵で暮らしたい気持ち（妻がついてきてくれるなら歓迎だ）をずっと持っている。あまり人と関わらずに生きていきたいという性格は子供の頃からなんら変わっていない。だから職業選択については完全に誤ったわけだ。医者は相手がいないと生計が立てられないから。いまさら後悔してもしょーがなく、画家になりたい、作家になりたいと明日から声高に叫んでも、才能もないわけだから誰もかまってもくれず、つきあってもくれないだろう。諦めた。世の中は諸法無我で、全て人との、社会との関係性の中で動いているのだ。

そこで、苦しいけれど医者の仕事はする。そのかわり気持ちは世捨て人だ。少し前になるが、ロバート・メンデルソン著『医者が患者をだますとき』という書物が出た。その中に、「医者が本当に患者のことを考えてできることで、今すぐにすべきことは何か」と問われれば、自分ならば「今すぐに医者をやめることだ」と答えると書いてあった。同感。僕だってそうしたい。患者を傷つけたくないし、悲しませたくない。そういう意味でも、気持ちだけでも世捨て人になりたいのである。

療養型病棟といわれる場所には、本物の世捨て人もおられるが、気持ちが世捨て人という人が少なくない。社会とほぼ断絶した一日を送っておられる。自分からは家族に会うこともなく、嫌な、嫌いな人には何があろうとも連絡を取らない。医師の病床訪問にも最低限の言葉でしか答えない。貝殻か石のように見えるが、自分の世界は持っておられる。痛いとも苦しいとも、一度もおっしゃらない。時々は不調を感じておられるだろうが、じたばたすることなく、こだわりもない。こころは常に平安に満ちているのだろうと想像している。一日でも早くお迎えが来て欲しいと毎日祈っているとおっしゃる療養者もおられるのだ。僕も最後はそうでありたい。

こういう世捨て人を目指している僕に、難しい仕事を依頼されたとしても、誹謗中傷されたとしても、「僕のような世捨て人に何を期待しているのだ」、「こんな世捨て人に注目して、時間の無駄、人生の無駄使いやで」と言える。楽な気持ちで全てに向き合える。人生楽しくなる。ちょっと人に感謝でもされると、世捨て人でも少しは世のために役立てるのだ、と自分を褒められるし。どうせ、強い意志を持って正義を唱え続けても、山本夏彦翁が言うように、それは国を滅ぼすだけだ。引き時、納め時が難しい。

他人に期待されるのは、僕には重荷以外の何物でもない。「誰も引き受ける奴がおらんからあいつにやらせておいたらどうや」という仕事がいい。そういうのに立候補してもいい。失敗しても言い訳が立つから。

人生山あり谷ありというが、山に登るのは苦しいだろうし、谷に落ちるのも痛いし寒い。人生に平坦な道はないのかなと思うことがある。今までの人生で（ちなみに五十九年だ）、「あなたにとって楽しいこと、幸せなことに比べて辛いこと、不幸と感じることの割合はどのくらいですか？」と聞かれたら、僕は一対九と答える。ただ、辛かったことや不幸だったことも、すべて今の自分を創っている。決して無駄ではないのを感じる。辛い思い、苦しい思いが人を優しくするという言葉もあれば、躓きと挫折が人を育てるということも聞く。世捨て人の自覚を持って、もう少し社会人をやるつもりだ。

父親が比較的自由を得た五十九歳を数年上回るぐらいを目標にと少し自分なりに気持ち

を入れて暮らしているうちに人並みに還暦を迎えた。六十五歳までには自由を得るぞ！と意気込んでいた頃もいつのことやら。結局六十五歳まではがんじがらめの人生だ。

後山《うしろやま》　尚久《たかひさ》
大阪医科大学健康科学クリニック　教授・所長

略歴
大阪医科大学を卒業後、島根大学医学部、米国オクラホマ州立大学教官として生化学研究の後、大阪医科大学講師、助教授として産婦人科臨床・研究・教育に従事。藍野学院短期大学教授として看護教育に携わった後、現職。

著書
七十余冊の医学関係著書のほか、エッセイ集「オクラホーマの青き空の下で」、その続編、「午後の医局」、「診察室のベン・コモド」などがある。

木漏れ日の診察室

2017年5月15日　初版第1刷発行

著　者 ―――――― 後山　尚久
発行者 ―――――― 吉田　收一
印刷所 ―――――― 有限会社オフィス泰
発行所 ―――――― 株式会社洋學社
〒658-0032
神戸市東灘区向洋町中6丁目9番地
神戸ファッションマート5階 NE-10
TEL 078-857-2326
FAX 078-857-2327
URL http://www.youyakusha.co.jp
Printed in japan

ISBN978-4-908296-07-9